Dr.倉原の 呼吸にまつわる数字のはなし

ナース・研修医のための

国立病院機構
近畿中央呼吸器センター 内科
倉原 優

MCメディカ出版

はじめに

　呼吸器内科に限らず、世の医学には「数字」があふれています。覚えないといけない大事な数字もあれば、知る人ぞ知る数字もあります。そんな数字という切り口で、呼吸器内科をスパっと切ってみたのが本書です。

　数字がからむ医学というのは、ちょっとわかりにくいところがあって、いくら理系の私たちとはいえ、敬遠してしまいがちです。薬剤Aの用法用量3mg/kg 6時間ごと、検査Bの正常上限50pg/mL……うんぬんかんぬん。

　実は、数字というのは情報ソースとして目立ちやすいので、言語よりも視覚的に受け入れやすいという特徴があります。たとえば、「最新型液晶テレビ1台25万円のところが、なんと今なら半額以下の10万円！」「年収2,000万円の外資系サラリーマン！」など、頭にスッと入ってきませんか。いや、数字と言いつつも、お金のたとえばかりじゃないか……と揶揄されそうですが。

　ただ、だらだらと数字ばかり書いても面白くありませんから、読者のみなさんが笑える本にしてやろうと工夫をこらしてみました。

　まず、ちょっとチャラけた感じの文章になっていると思うので、ほかの医学書よりは読みやすいと思います。多少ウザくても、ちゃんと正しいことを書いていますから、ご安心ください。そして、たくさんのかわいい4コマ漫画が散りばめられているので、ぜひソファで寝そべって読んでください。

　これを読むと、「ねぇねぇ知ってる？　実はね……」と明日から病棟で小ネタが披露できるかもしれませんよ。

　本書の執筆にあたってご尽力くださったメディカ出版の山川賢治様、末重美貴様に心より感謝申し上げます。いつも自宅での執筆に協力してくれる妻の実佳子、息子の直人・恵太もありがとう。

2018年11月
倉原　優

Dr.倉原の呼吸にまつわる数字のはなし

目次

はじめに……3

1. **200°** ……… 7
   ―ばち指の症状がある患者さんの爪先の角度

2. **80ミリ秒** ……… 11
   ―連続性ラ音の定義

3. **8週間** ……… 15
   ―慢性咳嗽のボーダーライン

4. **60mmHg** ……… 19
   ―呼吸不全を診断するときのPaO_2の基準値

5. **48時間** ……… 23
   ―院内肺炎を判断する時間の目安

6. **70%** ……… 27
   ―COPDと気管支喘息における1秒率の病的ライン

7. **500万人** ……… 31
   ―COPDに罹患しているとされる日本人の数

8. **150mL** ……… 35
   ―気管支肺胞洗浄（BAL）で必要とされる生理食塩水の量

9. **1＋2** ……… 39
   ―左肺の頂点に存在する区域を示す番号

10. **4剤併用治療** ……… 42
    ―結核の薬物治療において一度に服用する薬剤の種類

11. **5秒間** ……… 46
    ―吸入薬の息止めの時間

12. **8種類** ……… 49
    ―特発性間質性肺炎の数

13. **24種類** ……… 53
    ―吸入薬の数

14. **18文字** ……… 60
    ―呼吸器疾患で長い病名

15. **2万円** ……… 63
    ―在宅酸素療法の月あたりの値段（3割負担の場合）

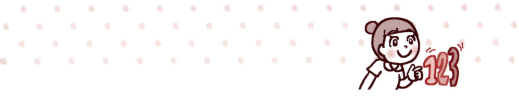

16	**400** ··· 67
	—一般的に肺がんのリスクが上昇すると考えられるブリンクマン指数

17	**200** ··· 70
	—下回ったら慌てたほうがよいピークフロー値

18	**12％かつ200mL** ··· 73
	—気道可逆性の指標

19	**6分間** ··· 77
	—運動耐容能を調べる歩行試験の時間

20	**3回連続** ·· 81
	—結核患者さんが退院するために必要な喀痰陰性化の回数

21	**2カ月** ··· 85
	—結核患者さんのおよその入院期間

22	**4種類** ··· 88
	—EGFRチロシンキナーゼ阻害薬の種類

23	**4種類** ··· 92
	—ALK阻害薬の種類

24	**入院3回** ·· 96
	—気管支サーモプラスティに必要な入院回数

25	**500gと400g** ·· 99
	—右肺と左肺の重さ

26	**12～20回** ·· 102
	—成人の1分間あたりの正常呼吸回数

27	**45mmHg** ··· 105
	—Ⅰ型呼吸不全とⅡ型呼吸不全の分かれ目となる動脈血二酸化炭素分圧

28	**3カ月ごと** ··· 108
	—肺に結節があったとき胸部CTを撮影する間隔

29	**10年** ·· 112
	—喫煙者と非喫煙者の平均寿命の差

30	**17.9％** ··· 115
	—日本人の喫煙率

| 31 | **25°と45°** ································ 119
―気管の分岐角度

| 32 | **23分岐** ···································· 122
―気管の分岐回数

| 33 | **30歳代** ···································· 125
―LAMの平均発症年齢

| 34 | **約30年** ···································· 128
―悪性胸膜中皮腫の潜伏期間

| 35 | **約15,000人/年** ························ 131
―受動喫煙による国内年間死亡者数

| 36 | **25mmHg以上** ··························· 135
―肺動脈性肺高血圧症の平均肺動脈圧

| 37 | **6カ月ごと** ································ 139
―石綿健診の受診頻度

| 38 | **1時間に5回以上** ······················ 142
―睡眠時無呼吸症候群の無呼吸・低呼吸の診断基準

| 39 | **0.06mSv** ································· 146
―胸部X線写真の被曝量

| 40 | **13価と23価** ······························ 150
―肺炎球菌ワクチンの種類

| 41 | **6Fr** ··· 155
―最細の胸腔ドレーン

| 42 | **300mmHg以下** ························· 159
―ARDSのP/F比診断基準

| 43 | **30〜60日** ································ 165
―成人百日咳の咳嗽期間

| 44 | **1%** ··· 169
―気管支鏡による気胸合併率

索引 ······ 172

200° — ばち指の症状がある患者さんの爪先の角度

1番目の数字のはなし

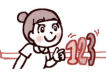

患者さん「ここ何ヵ月かの間に、指輪が入らなくなりました」
私「あ、本当ですね……」

　給料ウン㋲月分だという、大事な結婚指輪を持って来院した30代の女性患者さん。近医から胸部異常陰影で紹介されてきました。手を見てみると、典型的なばち指でした。**ばち指**というのは、その名の通り指先が太鼓のバチのようになる病態を指します。とはいっても、日本の太鼓のバチは丸太みたいに太いので、実際のばち指とは少しシルエットが違います。実際にはビジュアル系バンドのドラマーが持っているスティックを想像してください。先のほうが少し膨らんでいるでしょう？　あのような状態をばち指と呼びます。

　一見すると関節症のある患者さんのように見えますが、不自然に指先だけが太くなるので、よく見るとばち指だなと誰でもわかります。

　みなさん、指を横にしてみてください。通常なら、第1関節（DIP関節）・爪床・爪先はほぼ一直線になりますよね。しかし、ばち指はここが180°ではなく、**200°**くらいになると言われています。200°という角度、ちょっとわかりにくい。

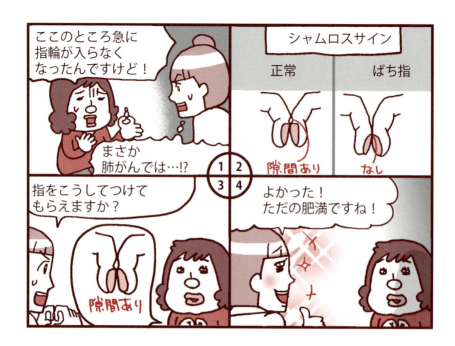

■ 知っておきたいシャムロスサイン

　外来に分度器なんて置いてませんから、実臨床ではシャムロスサインという方法でばち指があるかどうかを判定します。シャーロックホームズじゃありません、シャムロスです。シャムロスさんという人が報告したのでそう呼ばれているようです。

　ばち指になってしまうと、図のように指をくっつけても爪の間にダイヤモンド型の隙間が形成されなくなります（シャムロスサイン陽性）。みなさんどうでしょう、やってみてください。爪と爪の間に少しでも向こうの景色が見えればOKです。隙間は結構小さいので老眼の方は注意！

■ばち指を診たら疑う疾患

　このばち指を診たとき、胸部X線写真で明らかな異常がある場合は肺がんや特発性肺線維症を疑わなければなりません。冒頭で指輪が入らないと訴えてきた患者さんも、若年性の肺がんでした。肺がんや特発性肺線維症以外にも、COPDやじん肺、炎症性腸疾患、肝不全など多種多様な慢性疾患でばち指がみられるので、あまり診断のアテにはなりません。ただ、軽度の疾患で起こることはまれなので、ばち指をみたら「これは調べなければ！」と奮起する医師が多いでしょう。

■なぜばち指になるのか？

　とはいえ、実はばち指が起きるメカニズムはほとんど明らかにはなっていません。わかっているのは、慢性炎症や呼吸不全があるときに、血小板由来成長因子や血管内皮細胞増殖因子という物質が肺から除去されないために、局所で結合組織の過形成を起こすということくらいです。同じ病気でも、ばち指になる患者さんとならない患者さんがいます。

　ちなみに、建築業や製造業などの現場仕事の男性では、病気がなくとも指が丸く太くなっていることがあるので、「アナタ、ばち指ですね！」と失礼な早とちりをしないように気をつけましょう。

まとめ

- ばち指はDIP関節、爪床、爪先が一直線（180°）ではなく200°くらいになるが、実臨床ではシャムロスサインを使って判断する
- 呼吸器科でばち指を診たら肺がんや特発性肺線維症をまず疑う
- いろいろな慢性疾患でばち指が起こりうる

2番目の数字のはなしは…

"秒"よりも細かい"ミリ秒"。もはや、ウサイン・ボルトのようなアスリートくらいしか気にしない世界です。次回は、呼吸器内科にまつわる"ミリ秒"の話をお届けしましょう。

> 2番目の
> 数字のはなし

80ミリ秒

― 連続性ラ音の定義

■ 発作や増悪の判断には「ウィーズ」

　気管支喘息の患者さんが「息がしんどい」と訴えているとき、私たちはパパッと聴診器を当てるクセがあります。別にほかの患者さんで聴診器を当てない、というワケじゃないですよ。気管支喘息では、発作を起こしているかどうかの判断に聴診器がバツグンに使えるシロモノになるのです。具体的には、ウィーズ（wheezes）が聴取されるかどうか確認します。

　ウィーズはみなさんご存じのように、喘息発作やCOPD増悪のときに聴取される高い笛のような音です。高調性連続性ラ音なんて呼び方もします。実際には、ウィーズは笛と呼ばれるほどキレイな音は聴こえません。「クー」や「ウー」などという音です。一方、短い音のことをクラックル（crackles）などと呼びます。

　世の中にはゴマンと聴診用語がありますが、私はこのウィーズとクラックルさえ覚えておけばよいと思っています。

■ 80ミリ秒ってどのくらい？

　さて、ここで問題です。果たしてラ音の「長い」「短い」の境目はど

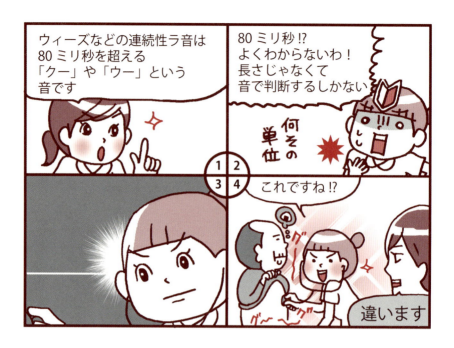

こにあるのでしょうか。

　2014年の有名な論文によれば、ウィーズなどの連続性ラ音は80ミリ秒を超えるものと定義されています¹⁾。80ミリ秒。一方クラックルは5ミリ秒や15ミリ秒などの短い音とされていますが、ここまでくると人間の耳には判別不可能です。50ミリ秒くらいの音はどうするんだよ、とツッコまれることもしばしばありますが、世の中には濁しておいた方がよいこともあるのです。ごにょごにょ。

　では、80ミリ秒ってどのくらいでしょうか。わかりやすく書くと、0.08秒です。例えば、かなりのスピードで「生麦生米生卵」と早口言葉を言ってもらうと、その1字あたりが0.08秒くらい……だと思います。たぶん。あれっ、でもこれって思っていたより"連続性"じゃない

ですよね？ 非常に短いです。

　しかし、気管支喘息の患者さんの中には 80 ミリ秒とまではいかなくても、100 ミリ秒（0.1 秒）や 150 ミリ秒（0.15 秒）くらいのウィーズを呈する方も実際にたくさんいます。これは、気管支が攣縮した短い一瞬で音が鳴っている現象です。

　とはいえ、クラックルなどの断続性ラ音は「プツプツ」「ボコボコ」と 80 ミリ秒よりももっと短い音が聴こえるのに対し、ウィーズなどの連続性ラ音は基本的に 1 呼吸 1 回（多くても 2、3 回）ですから、なんだかんだで両者の鑑別はカンタンです。

　繰り返しますが、ウィーズを聴取したら呼吸器内科では喘息発作や COPD 増悪を疑ってください。

■補足

　ウィーズとクラックルの特徴を表 1 に記載します。

表 1　ウィーズとクラックルの特徴

聴診用語	音の特徴	想定する病態	考えられる疾患
ウィーズ （wheezes）	笛のような高い音（クー、ウー）	小さな気管支が攣縮している	喘息発作、COPD 増悪など
ファインクラックル （fine crackles）	髪の毛をねじるような細かい音（プツプツ、チリチリ）	周囲が硬くて肺胞が伸びない	特発性肺線維症など
コースクラックル （coarse crackles）	気泡が破裂するような粗い音（ポコポコ、ボコボコ）	気管・気管支内に分泌物が貯留している	肺水腫、気管支肺炎など

> **まとめ**
> ●ウィーズなどの連続性ラ音の「連続性」とは80ミリ秒を超えるものを指す

引用・参考文献
1) Bohadana, A. et al. Fundamentals of lung auscultation. N Engl J Med. 370 (8), 2014, 744-51.

☞ 3番目の数字のはなしは…

8週間あったら何ができますか。
彼氏・彼女をつくる！ ダイエットできる！ ヨーロッパ一周旅行できる！
しかし、その8週間ずっと咳に苦しめられていたら、あなたはどうしますか？

> 3番目の
> 数字のはなし

8週間

― 慢性咳嗽のボーダーライン

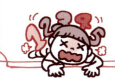

■ その咳、いつから？

　外来には「咳が1年も続くんです……」という患者さんがたまにいます。オイオイ1年もほったらかしてたのか！ というと、そういうワケではありません。咳の原因がわからずいろいろな病院を受診して、鎮咳薬などの対症療法を導入されてもよくならず、"呼吸器診療最後の砦"と呼ばれる当院に紹介されてくるのです。

　さすがに1年以上続く咳というのはまれですが、日常診療では「咳が長引くなぁ……」という患者さんは多いです。さてここで覚えていただきたいのは、8週間。2カ月ですね。

　8週間以上続く咳のことを、「慢性咳嗽」と呼びます。そして、3週間よりも短い期間続く咳のことを「急性咳嗽」と呼びます。ふむふむ……。…えっ、じゃあ3〜8週間はどうなるの？ というと、それは「遷延性咳嗽」と呼びます。咳が持続する期間によって3つに分類されているんですね。遷延性咳嗽と慢性咳嗽の対処はほとんど同じなので、呼吸器内科医は「遷延性慢性咳嗽」とひとくくりにして呼んでいます。

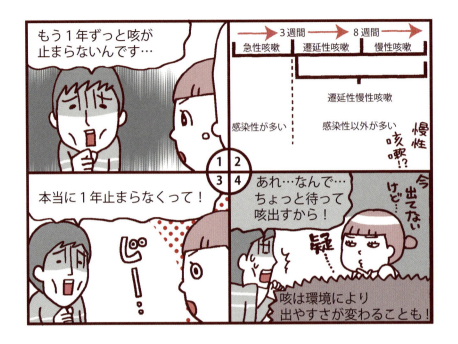

■分類するにはワケがある

　なぜこのような分類をするかというと、長引く咳をみたときには感染症以外の呼吸器疾患を調べなければならないためです。急性咳嗽の多くはウイルス性の呼吸器感染症、いわゆるかぜです。しかし、かぜによる咳が8週間以上続くことはあまりありません（一部の感染症は長い感染後咳嗽を呈することもあります）。

　そのため、慢性咳嗽をみたときには、咳喘息やアトピー咳嗽など、特殊な呼吸器疾患も鑑別に入れなければなりません。咳嗽のガイドラインにはクラクラとめまいがするほど多くの鑑別疾患（表1）が並んでいます[1]。鑑別診断の話をすると非常にヤヤコしくなってしまうので、ここでは「慢性咳嗽＝8週間」と覚えてください。

表1　慢性咳嗽を起こす代表的疾患

疾患	特徴	治療法
喘息	アレルゲンなどの刺激で気管支が攣縮してヒューヒューする	吸入ステロイド薬など
咳喘息	アレルゲンなどの刺激で気管支が反応して咳が出る（ヒューヒューしない）	吸入ステロイド薬など
アトピー咳嗽	アトピー素因を有する吸入薬が無効な咳嗽	ヒスタミンH_1受容体拮抗薬
胃食道逆流症	胃酸の逆流による慢性咳嗽で、食後横になると出やすい	プロトンポンプ阻害薬など
副鼻腔気管支症候群	副鼻腔炎と気管支拡張症が合併して、湿性咳嗽が出る	鼻噴霧用ステロイド、マクロライド系抗菌薬など
特発性肺線維症	進行性の間質性肺炎で、労作時の息切れと咳嗽があり、聴診するとクラックルが聴取される	抗線維化薬、鎮咳薬など
COPD	喫煙による好中球性炎症が背景にあり、慢性気管支炎型の場合、喀痰と咳嗽が顕著	吸入抗コリン薬など
肺がん	咳嗽が出るほどの肺がんは、胸部Ｘ線で診断がつくことが多い	手術、放射線治療、抗がん剤
薬剤性咳嗽	高血圧に対してACE阻害薬を使っている人に起こりやすい	ACE阻害薬を中止する

　8週間も咳に苦しめられている患者さんは、非常につらい。外来受診中に限ってあまり咳が出ないこともあり、「またまた、そこまでしんど

くないんでしょ？」といった態度をとられる患者さんもいます。咳は時間帯や温度・湿度によって出やすさが異なることもあるので、「咳がしんどい！」という訴えは心からおもんぱかってあげてください。

> **まとめ**
> - 8週間以上続く咳のことを慢性咳嗽と呼ぶ
> - 慢性咳嗽をみた場合、急性呼吸器感染症以外の呼吸器疾患を考慮しなければならない

引用・参考文献
1) 日本呼吸器学会 咳嗽に関するガイドライン第2版作成委員会 編. 咳嗽に関するガイドライン. 第2版. 東京, メディカルレビュー社, 2012, 104p.

☞ 4番目の数字のはなしは…

「60」という数字を聞いて思い浮かべるのはどういうものでしょうか。1時間＝60分、ダイヤモンド婚＝60年、いろいろありますよね。
　呼吸器内科における「60」といえば、あれですよね。ほらほらアレですよ。

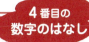

60mmHg

— 呼吸不全を診断するときの
PaO₂の基準値

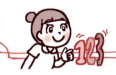

■動脈血液ガス分析でおなじみのアレ

 60mmHg と言えば、呼吸器内科ではおなじみの数字ですよね。えっ？ ワカラナイ？ ほらほら、動脈血液ガス分析のときのあの数字ですよ。え？ 忘れた？

 動脈血液ガス分析で測定する項目で、呼吸器内科医が一番注目しているのは動脈血酸素分圧（PaO_2）です。いや、pHだ！ いや、動脈血二酸化炭素分圧（$PaCO_2$）だ！ とおっしゃられる方もいると思いますが、もちろんこれらはすべて重要な項目です。

■単位の国際ルール

 PaO_2が60mmHg以下の状態を「呼吸不全」と呼びます。そんなもん知っとるわい！ と怒鳴られそうですが、実はこの60mmHgが何を表しているか答えられる人はそう多くありません。

 mmHgはご存じの通り、水銀柱を押し上げるときの圧力を表しています。なんで水銀なのかといいますと、これがもし水柱で表現すれば、とんでもない高さまで上がる水柱を準備しなくてはならないため、できるだけ密度の大きな液体である水銀を使いたかったという経緯がありま

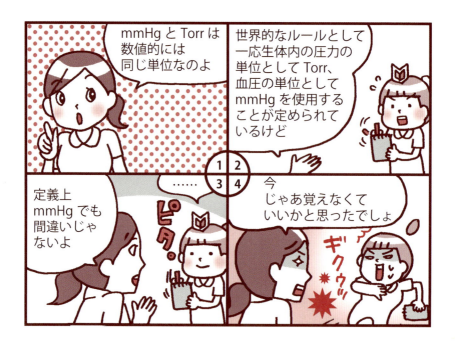

　す。Torr（トル）という単位をご存知でしょうか。これ、実はmmHgとまったくイコールなんです。トリチェリさんという人の名前からTorrと命名されました。本によってmmHg、Torrを使い分けていたりゴッチャにしていたり、読者としては混乱してしまいますよね。実は、世界的なルールとして、「<u>生体内の圧力の単位としてTorr、血圧の単位としてmmHgを使用する</u>」ことが定められています。そのため、国際的にはPaO$_2$はTorrを使用した方が望ましいです。ただ、定義上mmHgでも間違いではありません。じゃあこの本も最初からTorrで書けよと揶揄されそうですが、そこはスルーでお願いします。

■ PaO_2 と SaO_2 は何が違うのか

　PaO_2 は血液の中にある酸素の量を圧力で表示したものです。動脈血酸素飽和度（SaO_2）とどう違うのかよく質問を受けますが、SaO_2 は血液の中のヘモグロビンがどのくらい酸素と結合しているかを表した数値です。どちらも酸素化の指標であることに変わりはありません。

　PaO_2 が 60mmHg 以下というのは、血液中に溶けている酸素の量が少ないということを意味しています。これを呼吸不全と定義しているワケですね。

■ 一家に一台、パルスオキシメーター

　読者のみなさんはご存じと思いますが、SaO_2 を経皮的に簡便に測定したものが SpO_2 です。「SpO_2（SaO_2）90％＝PaO_2 60mmHg」という式はもう今や常識となりつつありますね。

　さて、最近は SpO_2 を自宅で測定する患者さんが増えました。私が研修医だった約 10 年前は、そんな機器は病院にしか置いていませんでしたし、自費で購入すると高額で手が出ませんでした。

　しかし、最近は Amazon などのネット通販で 5,000 円くらい出せばパルスオキシメーターが手に入ります。安価なモノがどのくらい精度が高いかは存じ上げませんが、私の外来に通院している患者さんの半数くらいはパルスオキシメーターを持っています。ちなみに、私自身も自宅にパルスオキシメーターを持っています（笑）。

まとめ
- 呼吸不全とは PaO_2 が 60mmHg 以下の病態を表す
- mmHg と Torr は数値的には同じ単位である

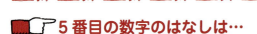

👉 5番目の数字のはなしは…

　ジャック・バウアーといえば、「24時間」。え？　話題が古い？
　さて、肺炎の診断における「48時間」といえば？　次は肺炎の定義に関する話題です。

> 5番目の
> 数字のはなし

48 時間

― 院内肺炎を判断する時間の目安

■ 院内肺炎、それは時間が規定された呼吸器疾患

　48時間。2日のことです。みなさんは、2日あったら何ができますか？ ディズニーランドを泊りがけで満喫するくらいはできそうですね。

　さて、この48時間という時間が規定された呼吸器疾患があります。それは院内肺炎（HAP）です。市中肺炎（CAP）と並べられて、キャップ、ハップなんて呼ばれていることが多いですね。さてこのHAP、当然ながら院内で発症した肺炎のことを意味するので、病院にとってはアリガタくない疾患概念ですよね。

■ 48時間が勝負！…でもない

　入院した日の夜に発熱した患者さんがいたとしましょう。さすがに入院後に感染して発病したとは考えにくいですから、入院前の時点で何らかに感染しており、潜伏期間を経て入院後発症したと考えるのが妥当です。ふむふむ。しかし、入院から48時間を超えている状態で肺炎を発症した場合、一般的にはそれは院内で感染したものと定義されています（もちろん潜伏期間の長い微生物も存在するので例外はあります）。

　じゃあ、47時間55分はどうなるのよ。というアマノジャクな質問

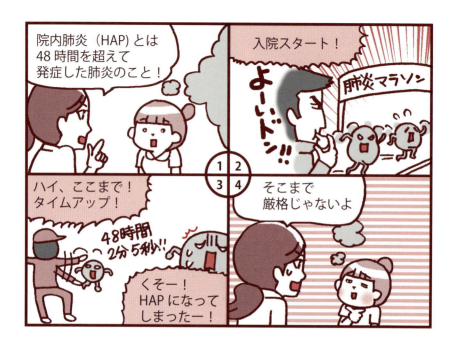

が来そうですね。定義上は院内肺炎に該当しませんが、病気をきっちりとクリアカットに線引きすることはできないので、48時間というのは**あくまで目安**だと思ってください。47時間だろうと46時間だろうと、明らかに院内で発症した肺炎と判断されれば、それは院内肺炎でも構わないのです。

■肺炎の種類のおさらい

ここで少し肺炎の種類についておさらいしておきましょう。CAP、NHCAP、HAP、VAPの4つが有名ですね（表1）。え？知らない？

市中肺炎（CAP） はちまたの誰しもがかかりうる肺炎のことです。
医療・介護関連肺炎（NHCAP） は施設入所中の高齢者がかかる肺炎の

表1 肺炎の種類

タイプ	定義
CAP	病院外で日常生活をしている人に発症する肺炎で、NHCAP、HAP、VAPに当てはまらない肺炎
NHCAP	以下の状況で発生した肺炎 ①精神病床、療養病床、介護施設に入所している ②90日以内に病院を退院した ③介護を必要とする高齢者、身障者（パフォーマンスステータス[3]以上を目安に） ④通院にて継続的に血管内治療（透析、抗菌薬、化学療法、免疫抑制薬など）を受けている
HAP	入院後48時間を超えて発症した肺炎でVAPの定義に入らないもの
VAP	気管挿管・人工呼吸器開始後48時間以降に新たに発生した肺炎

※CAP：市中肺炎、NHCAP：医療・介護関連肺炎、HAP：院内肺炎、VAP：人工呼吸器関連肺炎
※筆者はNHCAPではなくHCAPという分類を使用しているが、ここでは日本の診療に合わせてHCAPは掲載しない

ことです。院内肺炎（HAP）は上述したように、入院後48時間を超えて発症した肺炎のことです。人工呼吸器関連肺炎（VAP）は言うなればHAPの一種でもあるので、特殊ケースです。つらつらと書きましたが、必ずしも全部覚えなくてもよいです。

■院内肺炎で気を付けたい、緑膿菌

CAPとHAPでは治療方針に大きな違いがあります。HAPは院内で発症した肺炎なので、緑膿菌などの特殊な病原菌をカバーすることが多いという点です。呼吸器病棟で知っておきたいのは、気管支拡張症の患

者さんは緑膿菌を保有しやすい、ということです。

　気管支拡張症は、末梢に向かって細くなっていくはずの気管支が、何らかの理由で太いままになっており、ここに病原菌が棲みついちゃうんですね。その最たる病原菌が緑膿菌なのです。しかも、ムコイド型緑膿菌といって、なかなか抗菌薬が届きにくいタイプもあり、重症の気管支拡張症の患者さんの場合、何度治療しても半永久的に緑膿菌が検出されることがよくあります。特に、びまん性汎細気管支炎、この傾向が顕著です。

　院内肺炎の原因菌としてMRSA（メチシリン耐性黄色ブドウ球菌）が教科書的によく知られていますが、実臨床ではそこまでMRSA肺炎は多くありません。

まとめ
- 院内肺炎（HAP）とは入院後48時間を超えて発症した肺炎のことである
- 48時間はあくまで目安である

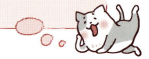

👉 6番目の数字のはなしは…

　格闘マンガなんかで出てくる「ふっ、今のは全力の70％しか出していないぜ……」みたいなセリフを一度言ってみたいと思うのが世の男子。さて、次回紹介するのは全力の70％も出せない病気。

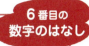

70%
― COPDと気管支喘息における1秒率の病的ライン

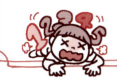

■ 呼吸機能検査で最も大事な数字

「正常の70％」と書くと、結構まともな数字なんじゃないかと思いますよね。学校のテストの点数で70点！うん、すごく悪いってワケじゃないけど、決して良くもない。可もなく不可もなく！実は70％という数値は、医学の世界では必ずしも良いとは限りません。呼吸器内科でよく行われる検査の一つに、呼吸機能検査があります。この呼吸機能検査で最も大事な数字は何かと問われれば、1秒率70％未満と私は答えるでしょう。

呼吸器内科で一番多い疾患であるCOPD、そして小児から大人まで幅広く患者さんが存在する気管支喘息。この2疾患の1秒率の病的とされるラインは1秒率70％です。

■ 「1秒率」って何ぞや？

聞きたいけど聞けない、「1秒率」って何ぞや。世の教科書はねぇ、難しく書いてあるからダメなんですよ。と言っても、私もそういう教科書を執筆しているわけですが……。ごにょごにょ。

さて、1秒率というのは「思い切り息を吐いたとき、あなた1秒で

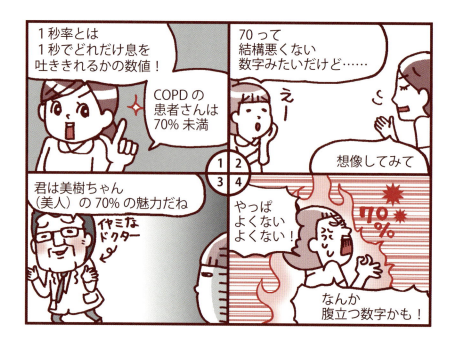

　全部吐き切れますか」ということです。正常な人は、1秒で吸った空気の80％くらい出せます。みなさんもやってみてください、思い切り「ハーッ！」と吐いてみましょう。「フーッ！」じゃなくて「ハーッ！」でお願いします。どうですか、だいたい1秒くらいで肺活量の80〜100％くらいは吐き切れますよね。

■息を吐きたくても吐けない

　しかし、COPDの患者さんではこれが70％を下回ります。吐きたくても、吐けないんです。気管支喘息の患者さんも喘息発作中にこの検査をやってもらうと、たいてい70％を下回ります。うまく吐けなくなっているCOPDや気管支喘息のような疾患をまとめて「閉塞」性肺疾患

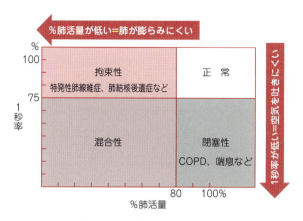

図1　拘束性換気障害と閉塞性換気障害

と呼びます。あたかも、肺の出口が閉塞されたかのように吐けなくなるためです。そのため、この1秒率70％未満というのは閉塞性換気障害という別名がついています（図1）。みなさんも習ったことがあるはず。

　病棟で呼吸機能検査の結果を見る機会があれば、COPDの患者さんの1秒率をチェックしてみてください。入院が必要なほど病状が思わしくない人は、この1秒率が50％とか30％とかケタ違いに低い数字になっていることもしばしばあります。

　ちなみにものすごく下手くそに検査をしてしまうと、1秒率がとんでもない数字になることがあるので、検査を実施する技師の声掛けというのも非常に大事です。「吸って吸って吸ってーーーー!!! ハイそこから吐いて吐いて吐いてーーーまだまだいけるーーー吐いてーーー！」といった感じで、第三者的にはテンションが高めに実施されていることが多いようです。

■ 補足：拘束性換気障害

　拘束性換気障害は、肺活量が標準の人の80%を下回っているものを指します（図1）。前に「%」がつくものは、標準の人との比較であると覚えておきましょう！ %肺活量＝標準の人と比べた自分の肺活量、%1秒量＝標準の人と比べた自分の1秒量、です。1秒率は、分母（努力性肺活量）も分子（1秒量）も要は自分のスパイロメトリーの結果だけなので、計算するときに他人は関係ありません。

　拘束性換気障害が他人との比較なのに、閉塞性換気障害が自分とのたたかい、という違いがあるので、この4分割表はいまだに理解されにくいのです。私は看護学校でも講義しているのですが、みなさんが一番つまずくのがココです。

> **まとめ**
> ● COPDや気管支喘息の患者さんでは1秒率が70%を下回る
> ● 1秒率70%未満を閉塞性換気障害という

☞ 7番目の数字のはなしは…

　さて問題です。500万人がかかっていると言われている呼吸器疾患はなんだ？
　え、そんなに頻度の多い疾患なんてあるの、という声が聞こえてきそうですね。日本の人口の4%くらいでしょうか、かなり多いですね。

> 7番目の
> 数字のはなし

500万人

― COPDに罹患しているとされる日本人の数

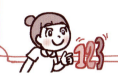

■ 500万人はどのくらい多いかというと…

　日本人の約500万人がかかっていると言われている呼吸器疾患があります。何の疾患かわかりますか？ 500万人は、日本人口の4％です。学校のクラスにたとえると、1クラス30人余りのうち1~2人くらいの頻度で存在するということです。もう20年以上前の話ですが、私の小学校では早弁をする輩が1人か2人いました。ええ、そのくらいの頻度です。へっ？ たとえがわかりにくい？ スイマセン。じゃあ、東京都の人口の半分くらい、と言ったほうがイメージしやすいでしょうか。え？ 私田舎に住んでいる？ スイマセン。

　さて、500万人がかかっていると言われている呼吸器疾患。答えは、慢性閉塞性肺疾患（COPD）です[1]。正解した人、おめでとうございます。そう、たばこによって起こる、あのCOPDです。

■受診する患者さんはごくわずか

　COPDの患者さん全員が受診すると全国の呼吸器内科が悲鳴を上げてしまいますが、実際に受診しているのはごくごくわずかです。2011年に病院でCOPDと診断された患者数は全国でたった22万人と言わ

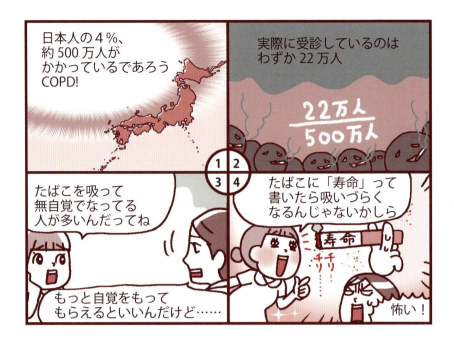

れています。つまり、病院に通院しているCOPDの患者さんというのはほんの氷山の一角であって、実はほとんどのCOPDの人が受診すらしていないんですよね。呼吸器内科医としては、これはゆゆしき事態だと思っています。

　COPDの疾患定義は非常に広く、無症状で元気な人も含まれています。たばこをプカプカ吸って、肺の気腫が徐々に進行している日本人の多くは、病院に行こうという健康増進意欲なんてありません。息がしんどくなって、初めて病院を受診するのです。どうにかCOPDの人に早期受診させられないか、というポイントがこれからの日本の課題なんです。

■疾患名の認知度はまだ25％

　GOLD日本委員会という機関がインターネットで行った調査によると、2017年12月に実施した調査で、「あなたはCOPDという病気を知っていますか？」という質問に対して「どんな病気かよく知っている」「名前は聞いたことがある」と答えた人は**合計2,550人（25.5％）**で、4人に1人くらいは知ってくれているようです。一般の人にもこの病名が広く知れ渡ればよいなと思っています。

　1日当たりの喫煙本数×喫煙年数（ブリンクマン指数）が200以上のように、重喫煙歴のある身近な人がいたら、一度肺の検診を受けるよう勧めてあげてください。これを読んでいるあなたも、もし喫煙をしているのなら、今すぐそのたばこをゴミ箱へ捨てなさい！

■なぜCOPD患者さんは受診しないのか？

　水面下にこれほどたくさんの潜在的なCOPD患者さんがいるというのに、なぜ受診してくれないのでしょうか？ 簡単です、啓蒙活動がうまくいっていないからです。病気に関する内容、喫煙の悪影響の2点のみを効果的に啓蒙できればよいのですが、マンパワーや予算が足りていないのか、COPDに対する警告を発したキャンペーンは空振りになってしまうことが多いのです。

まとめ
- COPDは約500万人の日本人が罹患していると言われている

●7番目の数字のはなし ●500万人 ―COPDに罹患しているとされる日本人の数

引用・参考文献
1) Fukuchi, Y. et al. COPD in Japan: the Nippon COPD Epidemiology study. Respirology. 9（4）, 2004, 458-65.

8番目の数字のはなしは…

　次のテーマは150mLです。先日妻に買わされたモイストなんとかローションがそのくらいの量でした。150mLしかないのに、結構値が張りました。あれ、何のハナシだっけ？

150mL

― 気管支肺胞洗浄（BAL）で必要とされる生理食塩水の量

8番目の数字のはなし

■「バルス！」じゃなくて「バル」

　150mLというと、ペットボトルの3分の1くらいです。ちょっと喉が渇いたなぁというときにゴクゴクと数口で飲んでしまうくらいの量でしょうか。さて、呼吸器内科領域で150mLといえば、ある手技のときに必要な生理食塩水の量を表します。……答えは、「気管支肺胞洗浄（BAL）」です。気管支鏡検査の介助についたことがある人はご存知かもしれませんが、私たちは「バル」と呼んでいます。『天空の城ラピュタ』の滅びの呪文「バルス」ではありません、「バル」です。

　BALはその名の通り、気管支と肺胞を洗浄する手技なのですが、「実際にどうやっているのか知らない」という人が多いでしょう。まず、患者さんの鼻や口から挿入した気管支鏡を、洗浄したい気管支まで到達させます。カンタンに書きましたが、咽頭喉頭を通過して、声門を通過して……と目的の気管支に到達するまでにはそれなりに超えなければならないハードルがありますからね。ここがタイヘンなんですよ。気管支鏡検査は仰臥位で検査しているので、身体の腹側にある中葉や舌区で洗うことが多いです。背中側にあるのが下葉、腹側にあるのが中葉と舌区です。下葉で洗浄すると、重力で肺の奥まで生理食塩水が落ちてしまうの

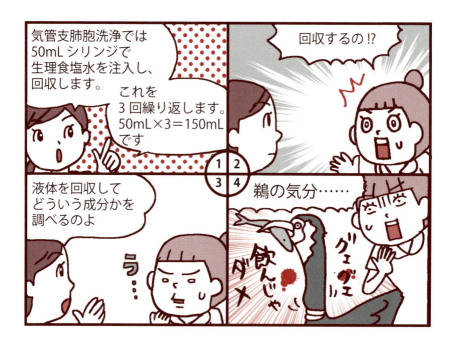

で回収できません。そのため、回収しやすい中葉や舌区で洗浄するのです。

■ なぜ液体を回収するの？

　気管支や肺胞を洗浄する理由は、洗浄後に回収した液体がどういう成分かを調べるためです。好酸球が多ければアレルギー性疾患、好中球が多ければ感染症、などいろいろな手がかりになります。目的の気管支まで来たら、50mLシリンジで生理食塩水を注入し、回収します。これを3回繰り返します。50mL×3＝150mLです。

　BALの回収率は、うまくいって60〜70%くらいです。えっ、残りの30〜40%はどうするの？ 回収しないの？ イエス！ 回収しません。

肺の奥に入ってしまった生理食塩水は回収できないので、ほったらかしにするしかないのです。しかしご安心ください。人間の身体というものはよくできているもので、未回収の 50mL 以下の生理食塩水は勝手に吸収・排泄されていくのです。

BAL の細胞成分は、正常だと大多数がマクロファージで占められているのですが、上述したようにアレルギー性疾患では好酸球がグンと上がります。たとえば、慢性好酸球性肺炎やアレルギー性気管支肺アスペルギルス症なんかがそれに該当します。BAL が有用な代表的疾患を表1 に記載します。

表1　BAL が有用な代表的疾患

特発性肺線維症などの特発性間質性肺炎	リンパ球比率が上がるものがある
過敏性肺炎	リンパ球比率が上がる
膠原病関連間質性肺疾患	リンパ球比率が上がる
好酸球性肺炎	好酸球比率が上がる
アレルギー性気管支肺アスペルギルス症	好酸球比率が上がる
サルコイドーシス	リンパ球比率が上がる
じん肺	石綿小体などが見つかることがある
肺炎	感染源となっている病原微生物が検出されることがある

> **まとめ**
> - BAL は 150mL の生理食塩水で洗浄し回収する気管支鏡処置である
> - BAL 液の細胞成分を調べることで、呼吸器疾患の診断の手助けになる

9番目の数字のはなしは…

　さて問題です、1＋2といえば？……おいおい、こちとら義務教育をちゃんと受けてるんだぜ、そりゃ3だろ！

　ちっちっち、甘い、甘いですよ。呼吸器科で診療する身たるもの、1＋2といえばアレを思い浮かべないと。

> 9番目の
> 数字のはなし

1 + 2

― 左肺の頂点に存在する
　区域を示す番号

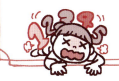

■ 呼吸器内科で「1 + 2」といえば…

「1 + 2」といえば、何でしょう。小学校の算数の問題ならば、そりゃ「3」です。しかし、呼吸器内科ではこの「1 + 2」というのはちょっと特別な意味を持ちます。

肺の解剖をしっかり勉強した皆さんなら大丈夫ですね。え？ 解剖なんて忘れた？ それならば、「B^{1+2}、S^{1+2}」、こう書けばピンとくるのでは？ そう、左上葉の区域のことです。左上葉には、S^{1+2}、S^3、S^4、S^5の4つの区域があります。S^{1+2}を肺尖後区、S^3を前上葉区、S^4を上舌区、S^5を下舌区と呼びます。S^{1+2}は、左肺の頂点に存在する区域です（次頁マンガの図を参照）。

■ 「1 + 2」の名前に隠された秘密

さて、ここで誰しもが抱く疑問。そもそもなぜ「1 + 2」なのか。S^1とS^2を分けて名付ければよいではないか。ふむふむ、まっとうなご意見です。実は、この区域というのは気管支や血管の走行に基づいて命名されており、左上葉のS^1相当、S^2相当の気管支（B^1、B^2）は共通管をなしています。同じ気管支なのに、別々の名前があったらオカシイでし

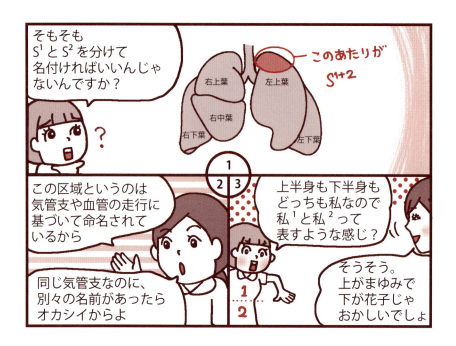

ょう、ということで「1＋2」が採用されたのです。つまりこういうことです。私の幼馴染にシゲオくんという名前の子どもがいたのですが、彼のあだ名はクラス内では「おげし」、部活内では「おーげ」という2種類あったのです。あだ名が2つあると、非常にやりにくい。ということで、彼のあだ名は「おげ」に統一されました。ああ、懐かしい。え？ 逆にわかりにくい？

■左肺と右肺の構造上の違い

　左肺と右肺の違いとして覚えておきたいのは左肺には中葉とS^7がないことです。「左肺は中葉が存在しないから、2葉なんだよ」なんてことを習ったかもしれませんが、正確には左肺には右上葉に相当する構造

物が存在しないと考える学説が近年有力です。これは余談です。

> **まとめ**
> - 左肺尖後区（S^{1+2}）は共通の気管支（B^{1+2}）を有する
> - 左肺には、中葉と S^7 がない

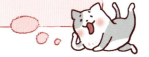

10番目の数字のはなしは…

　さて、呼吸器疾患の中で4種類の薬剤を併用する疾患があります。え？　私は風邪をひいたら5種類くらい薬を飲んでいる？　いえいえ、そんなフテキセツな濫用と一緒にしちゃダメです！

●9番目の数字のはなし ●1＋2 ―左肺の頂点に存在する区域を示す番号

> 10番目の
> 数字のはなし

4剤併用治療

― 結核の薬物治療において
一度に服用する薬剤の種類

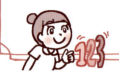

■ 4剤で一気にバシバシ叩く！

さて、4剤併用治療を行う呼吸器疾患をご存知でしょうか。え、そんなにいっぱい薬を内服しても大丈夫なの？ イエス、大丈夫デス！

答えは、結核です。イソニアジド、リファンピシン、エタンブトール、ピラジナミドの4種類を使うことが多いです（80歳以上の高齢者はピラジナミドを除いた3剤治療なのですが）。

では、なぜそんなにたくさんの薬剤を併用するのでしょうか。実は結核菌というのは、非常に耐性化しやすいタチのよくない菌でして、複数の薬剤でバシバシ叩かないと根絶できないという特徴があります。浮気性の男に例えると、たくさんの女性から一気に責められた方が改心します。……たぶん。

もし結核を2剤で治療してしまった場合、その結核菌がもし2剤のうち1剤に耐性をすでに持っていたら、感受性があるのは残り1剤だけということになります。結核菌に対して有効な薬剤が1剤だけだと、耐性化してしまう可能性が高くなります。つまり、二股をかけていた女性のうち、おっとりとした1人は怒っても男性に効き目のない女性で、残り1人の女性がいくらガーガー怒鳴ったところで、男性にとっては

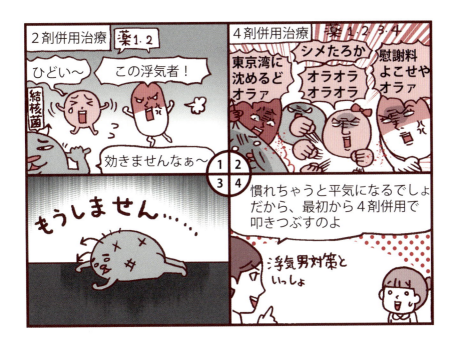

屁のカッパというわけです。強そうな女性複数人で男を責め立てた方が効果的なのです。

　多剤耐性化した結核はヒジョーに治りにくい上、人生が変わってしまうくらい大変です（多剤耐性結核菌を排菌している状態だとヘタすると半年や1年入院することも……）。そのため、結核と判明した時点でしっかり多剤併用治療を行い、耐性化させる猶予すら与えずに一気にやっつけてしまおう！というのがこの4種類に秘められた深イイ話なのです。

　ちなみに、体重60kgの成人の場合、イソニアジド3錠、リファンピシン4カプセル、エタンブトール3錠、ピラジナミド散1包を朝に一気に内服しなければならず、「10粒も毎朝飲むなんて、それだけで

おなかいっぱい！」と文句を言われることもしばしば。リファンピシンはその見た目※から、毒々しいと揶揄されることもあります。

※リファンピシンは、赤色とオレンジ色の2色あるいは赤色と青色の2色という、なかなかお目にかかれない配色になっています。

　服用を開始して2カ月後にはエタンブトールとピラジナミドが不要になるので、ちょっとマシになるんですけど。

　そのほか、今は保険適用がありませんが、肺がんの治療で、カルボプラチン＋パクリタキセル＋ベバシズマブ＋アテゾリズマブという4剤併用療法が将来実現する見通しです。肺がんの専門家でないとワケがわからないかもしれませんが、カルボプラチン＋パクリタキセルという細胞障害性抗がん剤の組み合わせに、ベバシズマブや免疫チェックポイント阻害剤のアテゾリズマブを追加すると生存期間が延びたという臨床試験結果[1]に基づいています。効果的な抗がん剤を「全部乗せマシマシ一丁！」みたいな感じで使うということです。もちろん、個々の抗がん剤の副作用には注意して使わないといけません。

■ 3剤併用で治療する疾患もある

　ちなみに4剤ではなく3剤治療に限った場合、例えば非結核性抗酸菌症も3剤併用治療が基本です（リファンピシン＋エタンブトール＋クラリスロマイシン）。また、肺がんでも3剤併用を行うことがあります（カルボプラチン＋ペメトレキセド＋ベバシズマブなど）。

　ちなみに、冒頭の結核の場合でも、高齢者の場合はピラジナミドを外して、イソニアジド、リファンピシン、エタンブトールの3剤にすることが多いです。昔はルーチンでピラジナミドを外していたのですが、最近は高齢者でも4剤併用の結核治療を行うことが増えてきました[2]。

> **まとめ**
> - 結核では菌の根絶と耐性化予防のため、4剤併用治療を行う（高齢者は3剤のことが多い）
> - 結核は1日あたりに内服する錠剤・カプセルが多い
> - 肺がんに対して複数の抗がん剤を組み合わせるレジメンが出てきている

引用・参考文献
1) Socinski, MA. et al. Atezolizumab for First-Line Treatment of Metastatic Nonsquamous NSCLC. N Engl J Med. 378 (24), 2018, 2288-301.
2) 日本結核病学会治療委員会.「結核医療の基準」の改訂―2018年. 結核. 93 (1), 2018, 61-8.

👉 11番目の数字のはなしは…

「5秒間」。私の子どもは、さっきまで機嫌がよかったのに、「プラレールがうまく作動しない！」と5秒後には機嫌が悪くなっていることがあります。ええと、何の話だっけ？

> 11番目の
> 数字のはなし

5秒間

— 吸入薬の息止めの時間

■ **すぐに息を吐いてしまったらダメ！**

　私の全盛期の50メートル走のタイムは、何を隠そう5秒台でした。…………ええ、ウソですとも。そんな速かったらオリンピックに出ていましたよ。さて、5秒というのは短いようで長いものです、特に息を止めるといったしんどい作業の場合は。

　呼吸器内科では5秒間息を止める場面があります。そう、アレです。結核病棟に申し送りをするときに「あー、しまったー！ あたしN95マスクを持ってない！ 仕方ないなぁ、息を止めて結核病棟のナースステーションに急いで飛び込むか……」って、ちがーう！ そんなことしたらダメですよ。5秒間の息止めというのは、吸入薬における息止めの時間です。いや、別に5秒でなくてもよいのですが、この本は「数字」を出さないといけない企画なので（笑）。

　まず、吸入薬を吸います。その後、大きく吸った空気を5秒間止めるのです。1、2、3、4、5……、そして吐く。この流れが大事。意外にも、息止めをしなくちゃいけないことを知らない医療従事者は多い！ 吸った後にすぐにハーっと吐いている人も結構いるんです。すぐに吐いてしまったら、肺の中に効果的に吸入薬の成分が浸透しません。これを

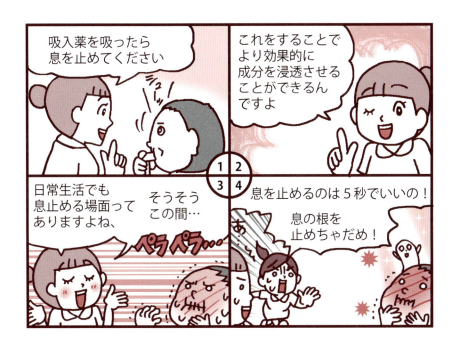

　読んでいる皆さんは、「吸入薬を吸った後は息止めをする」ということは絶対に覚えておきましょう。

■ 5秒間がベスト？

　ちなみに吸入薬を吸った後に4秒間、10秒間、20秒間息止めをした場合の気管支拡張効果を比較した検討[1]では、10秒間の息止めは4秒間と比較して気管支拡張作用が2倍になったそうです。そして、10秒間と20秒間の息止めには差はありませんでした。へぇ、じゃあ10秒間がベストなんですね。あれ、さっきオジサン5秒間って言ったじゃん。むむむ、その通り。

　私個人としては、呼吸器疾患がある患者さんで10秒の息止めはなか

なかしんどいので、5秒あたりが落としどころなのでは……と考えています。また、多くの販売元は3~5秒程度の息止めを推奨しています。中には「苦しくない程度」という患者さんにとってやさしい記載をしている会社もあります。

　ちなみに、タービュヘイラー（パルミコート®、オーキシス®、シムビコート®）は息止めが不要とされています。これら以外の吸入薬はだいたい息止めが必要です。

> **まとめ**
> - 吸入薬を吸った後は多くの場合、息止めが必要である
> - 息止めは5秒程度を目安に、苦しくない程度に行う

引用・参考文献
1）Newhouse, MT. 閉塞性気道疾患に対するエアゾル療法の原理とデリバリーシステム. 吸入療法の進歩. 中島重徳 監. 大阪, メディカルレビュー社, 1989, 9-13.

👉 12番目の数字のはなしは…

　「8種類」。カレーのトッピングでこのくらい選択肢があれば嬉しいんですが、とある疾患は8種類に分類されています。そのため、多くの医療従事者に敬遠されているのです。

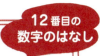

8 種類

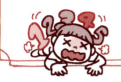

— 特発性間質性肺炎の数

■ 謎が謎を呼ぶ 8 つの病名

　間質性肺炎、カンシツセイハイエン。いやあ、呼吸器疾患に造詣の深い人でない限り、ほんと謎の疾患ですよね。呼吸器内科医の多くも、この間質性肺炎を苦手としています。え、私ですか？ わ、わ、私は全然苦手じゃないですよっ！

　間質性肺炎のうち、原因がてんでわからないものを「特発性」間質性肺炎と呼びます。突発性（とっぱつせい）じゃないですよ、特発性（とくはつせい）です。特別発症する理由がないので特発性と呼ぶらしいです。この間質性肺炎の分類、時代ごとにその種類が目まぐるしく変化しており、その分類について行けている医師は少ないと思います。

　さて、現時点では特発性間質性肺炎はざっくり 8 種類挙げられます（表 1）。特発性肺線維症（IPF）、非特異性間質性肺炎（NSIP）、呼吸細気管支炎を伴う間質性疾患（RB-ILD）、剥離性間質性肺炎（DIP）、急性間質性肺炎（AIP）、リンパ球性間質性肺炎（LIP）、PPFE……、ぐー…zzz…。おっといかんいかん！ コラムを書いている私が寝てしまった。種類が多いだけでなく、病名が理解不能ということもあって、多くの医療従事者が間質性肺炎を敬遠してしまっているのが現状です。私

表1 特発性間質性肺炎の種類

主な特発性間質性肺炎	慢性線維性間質性肺炎	・特発性肺線維症（idiopathic pulmonary fibrosis；IPF） ・非特異性間質性肺炎（nonspecific interstitial pneumonia；NSIP）
	喫煙関連間質性肺炎	・呼吸細気管支炎を伴う間質性肺疾患（respiratory bronchiolitis-associated interstitial lung disease；RB-ILD） ・剥離性間質性肺炎（desquamative interstitial pneumonia；DIP）
	急性／亜急性間質性肺炎	・特発性器質化肺炎（cryptogenic organizing pneumonia；COP） ・急性間質性肺炎（acute interstitial pneumonia；AIP）
稀少特発性間質性肺炎		・リンパ球性間質性肺炎（lymphoid interstitial pneumonia；LIP） ・PPFE（pleuroparenchymal fibroelastosis）

は看護学生に間質性肺炎の講義をすることがありますが、間質性肺炎の話になった途端、教室から寝息が聞こえてきます。どれだけ噛み砕いて講義しても、必ず寝息が聞こえてきます。

　この8種類の中でたった1つだけ覚えるとすれば、IPFです。アイピーエフ。どうでしょう、聞いたことないですか？ この疾患は、原因不明（おそらく老化や遺伝的素因が関与している）で、じわじわと肺が壊れていく疾患です。肺が蜂の巣のようになってしまい（蜂巣肺）、最終的には数年で呼吸不全に陥ることが多い難病です。ピルフェニドン

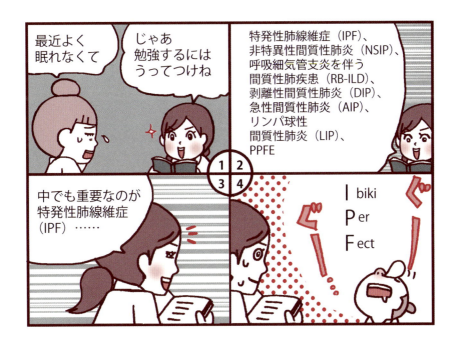

　（ピレスパ®）やニンテダニブ（オフェブ®）といった治療薬が開発されているものの、その疾患の勢いを急ブレーキで食い止めるほどのパワーはないのが現状です。実臨床でも頻繁に遭遇するのが、このIPFです。IPFの患者さんの背中を聴診すると、パチパチパチ、プツプツプツというファインクラックルが聴取されます。

　とりあえずこのコラムで覚えてほしいのは、特発性間質性肺炎は種類が多いこと、その中でもIPFが重要な疾患であることの2点です！

> **まとめ**
> - 特発性間質性肺炎にはたくさんの種類がある
> - 特発性肺線維症（IPF）が臨床的にもっとも重要な疾患で、数年で呼吸不全に陥ることが多い

13番目の数字のはなしは…

「24種類」。EXILEのメンバーは何人かご存じでしょうか？ 私5人くらいかと思っていたんですが、19人もいらっしゃるんですね、びっくりしました。そのEXILEのメンバーよりも多いのが、あの薬剤。

13番目の数字のはなし

24種類

― 吸入薬の数

■ EXILE のメンバーよりも多い!?

　ワンシーズンで発売される服が 24 種類もあると、お客さんに「この服、お客様にお似合いですよ」と言う選択肢が多くなるので、ショップの店員さんも嬉しいかもしれません。しかし、前項の特発性間質性肺炎と同じように、呼吸器内科で覚えなければならない項目が 24 もあったらどうでしょう……。医療従事者からの不満が爆発してしまうかもしれません。だってあなた、EXILE のメンバーですら 19 人ですよ。私 2、3 人しか言えないですよ（某子ども向けダンス番組に出てくる USA さんと TETSUYA さんくらいでしょうか……）。

　呼吸器内科で頻繁に用いる吸入薬には実に 24 種類の商品があります（表 1～6）。いやいや、これはまぎれもない事実です。そして、同一商品名で吸入デバイスの違うもの（アドエア®ディスカス、アドエア®エアゾールなど）も含めると、その数は 36 種類にものぼります。さ、さ、さ、36 種類って、ここまでくるとおニャン子クラブや AKB48 のレベルですよ！　若い読者の方、おニャン子クラブって知ってます？

表 1 吸入ステロイド薬（6 種類）

一般名	商品名	剤形
シクレソニド	オルベスコ®50μg インヘラー112 吸入用	pMDI
	オルベスコ®100μg インヘラー56 吸入用	
	オルベスコ®100μg インヘラー112 吸入用	
	オルベスコ®200μg インヘラー56 吸入用	
ブデソニド	パルミコート®100μg タービュヘイラー112 吸入	DPI
	パルミコート®200μg タービュヘイラー56 吸入	
	パルミコート®200μg タービュヘイラー112 吸入	
	パルミコート® 吸入液 0.25mg パルミコート® 吸入液 0.5mg	ネブライザー
フルチカゾンプロピオン酸エステル	フルタイド®50 ディスカス フルタイド®100 ディスカス フルタイド®200 ディスカス	DPI
	フルタイド®50 ロタディスク フルタイド®100 ロタディスク フルタイド®200 ロタディスク	
	フルタイド®50μg エアゾール 120 吸入用	pMDI
	フルタイド®100μg エアゾール 60 吸入用	
ベクロメタゾンプロピオン酸エステル	キュバール®50 エアゾール キュバール®100 エアゾール	pMDI
モメタゾンフランカルボン酸エステル	アズマネックス® ツイストヘラー100μg60 吸入 アズマネックス® ツイストヘラー200μg60 吸入	DPI
フルチカゾンフランカルボン酸エステル	アニュイティ®100μg エリプタ 30 吸入用 アニュイティ®200μg エリプタ 30 吸入用	DPI

主に喘息に使います。

表2　吸入ステロイド薬/吸入長時間作用性β₂刺激薬合剤（4種類）

一般名	商品名	剤形
フルチカゾンプロピオン酸エステル／サルメテロールキシナホ酸塩	アドエア®100ディスカス28吸入用、60吸入用 アドエア®250ディスカス28吸入用、60吸入用 アドエア®500ディスカス28吸入用、60吸入用	DPI
	アドエア®50エアゾール120吸入用 アドエア®125エアゾール120吸入用 アドエア®250エアゾール120吸入用	pMDI
ブデソニド／ホルモテロールフマル酸塩水和物	シムビコート®タービュヘイラー30吸入 シムビコート®タービュヘイラー60吸入	DPI
フルチカゾンプロピオン酸エステル／ホルモテロールフマル酸塩水和物	フルティフォーム®50エアゾール56吸入用、120吸入用 フルティフォーム®125エアゾール56吸入用、120吸入用	pMDI
フルチカゾンフランカルボン酸エステル／ビランテロールトリフェニル酢酸塩水和物	レルベア®100エリプタ14吸入用、30吸入用 レルベア®200エリプタ14吸入用、30吸入用	DPI

主に喘息に使います。

表3　吸入長時間作用性β₂刺激薬（3種類）

一般名	商品名	剤形
サルメテロールキシナホ酸塩	セレベント®25ロタディスク セレベント®50ロタディスク	DPI
	セレベント®50ディスカス	DPI
インダカテロールマレイン酸塩	オンブレス®吸入用カプセル150μg	DPI
ホルモテロールフマル酸塩水和物	オーキシス®9μgタービュヘイラー28吸入、60吸入	DPI

主にCOPDに使いますが、最近あまり用いられません。

表4 吸入短時間作用性β_2刺激薬（3種類）および吸入短時間作用性抗コリン薬（1種類）

一般名	商品名	剤形
サルブタモール硫酸塩	サルタノール®インヘラー100μg	pMDI
	ベネトリン®吸入液0.5%	ネブライザー
プロカテロール塩酸塩水和物	メプチン®エアー10μg吸入100回	pMDI
	メプチン®キッドエアー5μg吸入100回	pMDI
	メプチン®吸入液0.01% メプチン®吸入液ユニット0.3mL メプチン®吸入液ユニット0.5mL	ネブライザー
	メプチン®スイングヘラー10μg吸入100回	DPI
フェノテロール臭化水素酸塩	ベロテック®エロゾル100	pMDI
イプラトロピウム臭化物水和物	アトロベント®エロゾル20μg	pMDI

喘息やCOPDの増悪時に使います。

表5 吸入長時間作用性抗コリン薬（4種類）

一般名	商品名	剤形
チオトロピウム臭化物水和物	スピリーバ®吸入用カプセル18μg	DPI
	スピリーバ®2.5μgレスピマット60吸入、1.25μgレスピマット60吸入	ソフトミスト
グリコピロニウム臭化物	シーブリ®吸入用カプセル50μg	DPI
アクリジニウム臭化物	エクリラ®400μgジェヌエア30吸入用、60吸入用	DPI
ウメクリジニウム臭化物	エンクラッセ®62.5μgエリプタ7吸入用、30吸入用	DPI

主にCOPDに使います。

表6　吸入長時間作用性抗コリン薬／吸入長時間作用性β₂刺激薬（合剤）（3種類）

一般名	商品名	剤形
グリコピロニウム臭化物／インダカテロールマレイン酸塩	ウルティブロ®吸入用カプセル	DPI
ウメクリジニウム臭化物／ビランテロールトリフェニル酢酸塩	アノーロ®エリプタ7吸入用、30吸入用	DPI
チオトロピウム臭化物／オロダテロール塩酸塩	スピオルト®レスピマット28吸入、60吸入	ソフトミスト

主にCOPDに使います。

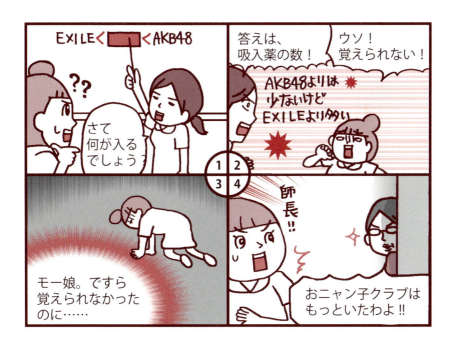

● 13番目の数字のはなし　●24種類 —吸入薬の数

■ **使い勝手も大事なんです**

　実はこの吸入薬、同じ商品名でも、先ほど挙げたアドエア®ディスカスとアドエア®エアゾールではずいぶん使い勝手が違うのです。ディスカスはドライパウダー吸入器（dry powder inhaler；DPI）と呼ばれる粉タイプの吸入器で、自分で「スーッ」と大きく吸い込まなければいけません。反面、エアゾールは加圧噴霧式定量吸入器（pressurized metered-dose inhaler；pMDI）と呼ばれる、プッシュ式の吸入器です。カニスター（缶）を押したら、プシュっと音がして薬液が噴霧されます。

　例えば吸入タイミングを合わせるのが上手でない患者さんの場合、pMDIはちょっと厳しい。プッシュして薬液が噴霧され口の中に薬液が全部くっついてしまった後に、慌てて吸入を開始するようではまったく意味がありません。また、「この吸入薬は私には合わない！」とおっしゃる患者さんも時折います。そのため、吸入薬を処方するときは使い勝手を一度試してもらう必要があります。さすがに無料で試着、というわけにもいきませんが、試しに1カ月くらい処方して吸入デバイスの感想を聞くことが多いです。

　冒頭のショップ店員さんのように「この吸入薬は、あなたにオススメですよ」という感じで吸入薬を紹介するのが、自称「吸入薬マニア」である私のひそかな楽しみでもあります。

> **まとめ**
> - 吸入薬には24種類の商品がある
> - 患者さんごとに吸入薬の合う、合わないがある

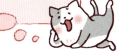

👉 14番目の数字のはなしは…

「18文字」。自分の名前が18文字もあったら、テストのたびに大変な思いをしてきたことでしょう。さて、呼吸器疾患の中で18文字の病名、なーんだ？

18 文字

― 呼吸器疾患で長い病名

> 14番目の数字のはなし

■ 大発表！ 長い病名ベスト3

呼吸器疾患には、「おいおいこんなの覚えらんないよ！」というほど長い病名のものがあります。さて、一番長い病名は何でしょうか？ 特発性間質性肺炎？ いえいえ、もっと長い病名があるのですよ。

突然ですが、ランキングスタート！ ダカダカダカダカダカ……（ドラムロール）、ジャカジャン！ 第1位は、「アレルギー性気管支肺アスペルギルス症」（18文字）です。おおお、18文字。確かにこの病名、長いですよね。私たち呼吸器内科医は、略してABPAと呼んでいます。これはアスペルギルスに対するアレルギーが肺に強く出てしまって、喘息のような症状を呈する疾患です。全身性ステロイドでスカッとよくなることが多いので、治療後に患者さんからとても感謝されます。

第2位は、ダカダカダカ……え？ ドラムロールはもういい？「呼吸細気管支炎を伴う間質性肺疾患」！ 16文字。病名の中に「を伴う」なんて言葉を入れてきたら邪道のように思いますが、正式な病名がこうなのだから仕方がありません。これは喫煙によって起こる特発性間質性肺炎の一種です。非常にまれな疾患で、私も数えるくらいしか診たことがありません。略してRB-ILDと呼ばれています。

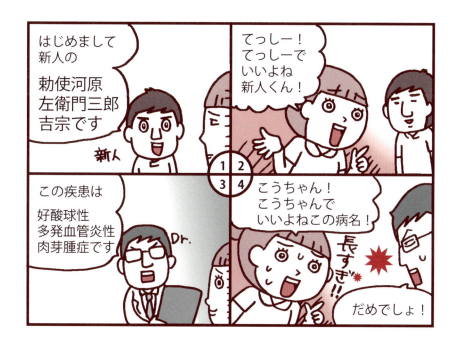

　第3位は、「好酸球性多発血管炎性肉芽腫症」や「肺ランゲルハンス細胞組織球症」などいろいろあります、14文字！ 前者はその昔、チャーグ・シュトラウス症候群と呼ばれていた血管炎の名前です。昔は人名がついて血管炎の名前も覚えやすかったのですが、最近はナントカ性ウンチャラ性みたいなワケがわからん名前になって、敬遠されがちです。後者の肺ランゲルハンス細胞組織球症は、実診療ではなかなかお目にかかれない稀少疾患です。

　「慢性」や「陳旧性」など、いろいろな形容詞をつけると無理矢理長い病名にすることもできるんですが、現実的なランキングはこんなところではないかと思います。なによ、あたしもっと長い病名知ってるわよ！ という方、ぜひとも病棟で自慢してください！

ちなみに私の勤務している病院の正式名称は、「独立行政法人国立病院機構近畿中央呼吸器センター」で、合計23文字、漢字だけで19文字というおそろしいほど長い病院名です（国立病院機構で最長！）。私たちは略して近中（きんちゅう）と読んでいますが、兵庫県に公立学校共済組合近畿中央病院という病院があり、よく間違えられます。あ、最後はどうでもいい話でしたね。

> **まとめ**
> ● 最も病名の長い呼吸器疾患はアレルギー性気管支肺アスペルギルス症である

15番目の数字のはなしは…

　「2万円」。妻に何をあげていいのかわからず、その昔クリスマスプレゼントに現金2万円を渡したことがありますが、今でも「アレはないわ」と言われ続けています。そんな貴重な2万円が毎月かかってしまう治療法とは？

> 15番目の
> 数字のはなし

2万円

— 在宅酸素療法の月あたりの値段
（3割負担の場合）

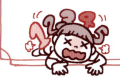

■ **在宅酸素…それは人生を揺るがす大事件**

　当院は呼吸器の高度専門病院ということもあり、たくさんのCOPD患者さんが来院されます。近くの病院から紹介された患者さんの中には、来院時のSpO$_2$が88％くらいで「在宅酸素療法を導入したほうがいいんじゃないか」と感じる人もいます。

　いざ在宅酸素療法を導入するにあたって、足枷になるのは費用です。ざっくり申し上げると、1割負担の人は月7,680円、2割負担の人は月15,360円、3割負担の人は月23,040円です（表1）。さすがに3割負担となるとケタ違いに高いですね……。

　私たち医療従事者は、SpO$_2$が低かったら「酸素療法はじめよっか」と簡単に言うことができますが、当の患者さんにとっては人生を揺るがす大事件です。「そうですね」などと即答できるものではないのです。

　そのため、いきなり在宅酸素療法を導入する話を進めるのではなく、自宅の状態や酸素療法の使い勝手などを確認しながら、ゆっくりと理解してもらうよう注意する必要があります。

　ちなみに最新の知見では、労作時のみに軽度のSpO$_2$がみられているような軽症の慢性呼吸不全の患者さんに対しては、労作時のみの在宅酸

表1 在宅酸素療法の費用

負担割合 機器	健康保険または国民保険		
	1割負担	2割負担	3割負担
指導管理料	2,400円	4,800円	7,200円
酸素濃縮器	4,000円	8,000円	12,000円
携帯酸素ボンベ	880円	1,760円	2,640円
呼吸同調器 デマンドバルブ	300円	600円	900円
在宅酸素材料	100円	200円	300円
計	7,680円	15,360円	23,040円

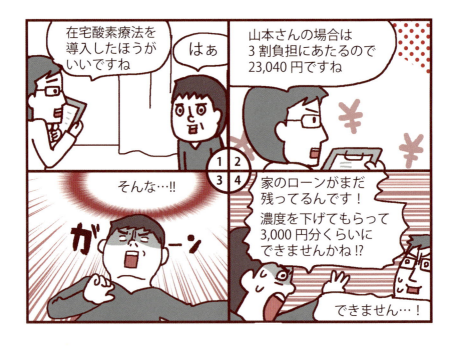

素療法は不要かもしれない、というLOTT（long-term oxygen treatment trial）研究のデータが報告されています[1]。患者さんが希望すれば話は別ですが、なんでもかんでも在宅酸素療法という時代はトレンドではなくなりつつあるかもしれません。

よく運動の後に口に酸素スプレー缶をつけてシューシューやっている人がいますが、あれには医学的なメリットはあまりないと言われています。

■在宅酸素療法の導入基準

ご存じと思いますが、在宅酸素療法には導入基準があります。循環器科の患者さんは呼吸器科にはあまり来ないので、慢性呼吸不全例の基準のみ示します。

> 高度慢性呼吸不全例のうち、対象となる患者は在宅酸素療法導入時に動脈血酸素分圧55mmHg以下の者、および動脈血酸素分圧60mmHg以下で睡眠時または運動負荷時に著しい低酸素血症を来たす者であって、医師が在宅酸素療法を必要であると認めた者。

……なんか堅苦しい書き方ですが、要は動脈血酸素分圧55mmHg以下なら問答無用でOK、動脈血酸素分圧60mmHg以下なら運動時に低酸素血症があればOK、ということになります。動脈血酸素分圧60mmHgというのはSpO_2 90%とイコールです。そのため、私たち呼吸器内科医は外来でパルスオキシメーターをつけたとき、患者さんのSpO_2が90%を切っていたら酸素療法を考えるのです。

全例にあのイタイ動脈血採取が義務づけられているのかというと、厳密な決まりはなくて、パルスオキシメーターのみで在宅酸素療法の適否

●15番目の数字のはなし ●2万円 —在宅酸素療法の月あたりの値段（3割負担の場合）

を判断している施設もあると思います。個人的には動脈血二酸化炭素分圧を見たいので※、導入前に動脈血液ガス分析をお願いしています。

※動脈血二酸化炭素分圧が高いⅡ型呼吸不全の場合、安易に在宅酸素療法を導入することでCO_2ナルコーシスを起こしやすくなるかもしれません。

まとめ
- 在宅酸素療法は3割負担で月2万円以上かかる
- 労作時の低酸素血症のみであれば在宅酸素療法を導入しなくてもよいとする研究データがある

引用・参考文献
1) Long-Term Oxygen Treatment Trial Research Group. A Randomized Trial of Long-Term Oxygen for COPD with Moderate Desaturation. N Engl J Med. 375 (17), 2016, 1617-27.

16番目の数字のはなしは…

次回の数字は「400」。私が陸上をやっていた頃、400メートルハードルリレーでハードルを蹴り上げて顎に直撃した甘酸っぱい思い出があります。しみじみ。

> 16番目の
> 数字のはなし

400

— 一般的に肺がんのリスクが
上昇すると考えられるブリンクマン指数

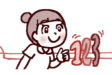

■ ブリンクマン指数の意外な話

　さて、ブリンクマン指数という言葉をみなさんご存じでしょうか。これは、(1日の喫煙本数)×(喫煙年数)で計算される指数でして、例えば1日10本、20年たばこを吸っている人はブリンクマン指数200ということになります。ふむふむ。みなさんのブリンクマン指数はいくつですか？ え、300？ だめですよ、ゼロにしなさい、ゼロに！（定義上、一度でも吸ってしまうとゼロにはできませんが）

　さて、ブリンクマン指数は大きければ大きいほど肺がんのリスクが高くなります。そりゃ当然ですよね。どのあたりからリスクが高くなるのかというと、だいたい400～600と言われています。しかし、実はこれに関してはあまりデータがないのです。というのも、このブリンクマン指数、日本人が作った指数だからです。ええーっ！ ブリンクマン先生じゃないの？

　実は、ブリンクマン指数を作ったのは、西村 穣先生という医師です。作られたのは、昭和39年。西村先生は肺がんの患者さんのリスクを分析するときにこの指数を用いることを考案しました。彼は論文の中で、「アメリカのある病院の医師がこの指数を用いており、その筆頭著者の

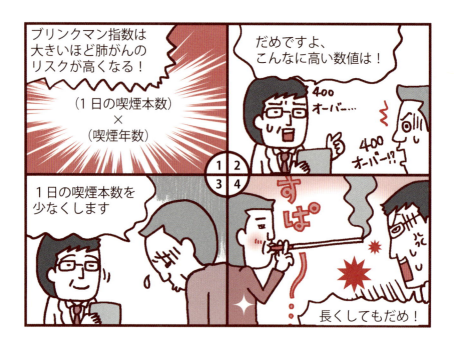

名前を借りて 勝手にブリンクマン指数と名付けた」と書いています[1]。正々堂々「勝手に」と書かれているあたり、すがすがしくすらあります。この論文によれば、ブリンクマン指数が400を超えると、男性で約2倍、女性で約5倍、肺がんになるリスクが高くなるとされています。

■ 2つの問題点

　ブリンクマン指数の問題点は2つあります。まず、あくまで問診による聴取であるため、実際の喫煙本数を正確に反映しているとは言い切れない点です。そして、喫煙開始年齢が加味されていない点です。50歳からたばこを吸い始めた人と20歳からたばこを吸い始めた人では、若い人のほうがリスクが高いからです。

「呼吸器ケア」誌名変更　隔月刊に

みんなの呼吸器 Respica レスピカ

リニューアル！

超急性期から生活期まで幅広く網羅！
診療・看護・リハビリを総合的に取り上げる！
学ぶ＆教える＆チームに活かせる！

特集ラインナップ

◆ 急性期・回復期・生活期
　みんながつながる呼吸管理のフロントライン

◆ 安定期も増悪期も、ココがわかればうまくいく
　COPDのパーフェクト呼吸管理

◆ **THE QUIZ 人工呼吸器モニタリング**
　ICU・病棟・在宅で強くなるための50問

ほか

［本誌B5判／隔月刊］
定価（本体2,700円＋税）

MCメディカ出版

「呼吸器ケア」は
隔月刊誌「みんなの呼吸器 Respica」へ新装リニューアル！

新連載

- 本日の3本立てコーナー
 （検査値／胸部X線写真／グラフィック波形）
- 【医療安全】いつもの呼吸管理機器 使いかたの○と×
- 【看護教育】「ときどき呼吸ケアスタッフ」への教える技術 ほか

うれしいW特典

| 1号とじ込み | 「グラフィックモニター早見帳」つき！ |
| 2019年1号を含む年間購読 | 「スマホノート」プレゼント！ |

年間購読料金表[一括前払い制]消費税8%（税込）
●下記「年間購読料金」はメディカ出版でのお申し込みの場合となります。
書店でお求めの場合は、書店にてご確認ください。

| みんなの呼吸器 Respica | 本誌・オールカラー増刊 プラン
22,248円 | 本誌・オールカラー増刊＋ヨメディカ付プラン
28,080円 |

オールカラー増刊
[B5判／年1冊刊行]
定価（本体5,000円+税）

2019年刊行予定　年間購読に含まれます！
夏季　呼吸管理・機械・患者ケアがこの一冊でぜんぶわかる
医師・看護師のための**NPPVまるごと大事典**

| ご注文方法 | ●全国の看護・医学書取扱書店または小社へ直接ご注文ください。
●小社へは下記ホームページもしくはお客様センターへのお電話・ファックス・郵便のいずれかの方法でお申し込みいただけます。 |

すべての医療従事者を応援します

株式会社メディカ出版　お客様センター
〒532-8588　大阪市淀川区宮原3-4-30　ニッセイ新大阪ビル16F
☎ 0120-276-591（または 06-6398-5051）　FAX 06-6398-5081
⚠ FAX番号のおかけ間違いにご注意ください　｜メディカ出版｜検索

ちなみに私が経験した過去最高のブリンクマン指数は、4,500 です。10 本× 450 年や 20 本× 225 年じゃないですよ、ヒトはそんなに生きられません。100 本× 45 年です。

> **まとめ**
> - ブリンクマン指数は（1 日の喫煙本数）×（喫煙年数）で表される指数で、400 以上だと肺がんのリスクが 2 倍以上高くなる
> - ブリンクマン指数は、昭和 39 年に日本人が作った

引用・参考文献
1) 西村 穣. Brinkman Index 登場のいきさつ. 日本気管支研究会雑誌. 21（6）, 1999, 379-80.

👉 17 番目の数字のはなしは…

次回の数字は「200」。私、国語のセンター試験で 200 点満点中 110 点台をとったんですよ！ まさか医学部に受かるなんて思いもしませんでした。さて、次回は 200 を下回るとよくない検査値。さてなんだ？

● 16 番目の数字のはなし ● 400 ——一般的に肺がんのリスクが上昇すると考えられるブリンクマン指数

> 17番目の
> 数字のはなし

200

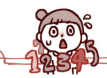

― 下回ったら慌てたほうが
よいピークフロー値

■病棟では見慣れない？ ピークフローメーター

　喘息の患者さんには、喘息日誌をつけてもらったりピークフロー値を記録してもらったりしています。<u>ピークフロー値</u>というのは、ピークフローメーターという機器を使って、「ハー！」と思い切り息を吐いたときの呼気流速のことです。単位は「L/min」です。別に1分もハーっと吐き続けるワケではないのに、慣例的にこの単位が使われているのです。謎。

　ピークフローメーターといっても、機械ではなく、2,000円くらいで手に入るプラスチックの簡易的なものです。原価にしたら500円くらいじゃないの？ と思うくらい簡素な作りのモノも……。意外に呼吸器病棟に常備していないことも多いので、病棟ナースは見慣れていないかもしれませんね。

■健康だったらどのくらい？

　さて、なかやまきんに君みたいにマッチョな男性はどのくらいのピークフロー値になるかご存じでしょうか。おそらく600～650L/minくらいになります。もちろん、彼が喘息などの持病を持っていないという

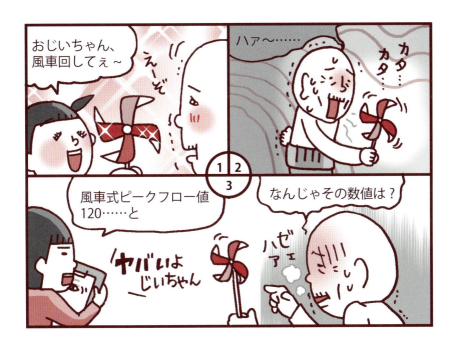

前提に成り立つ数値ですが。決してマッチョではない私は—、いやキレイゴトはやめましょう、ガリガリの私は550〜600L/minくらいでした。健康な女性の場合、400〜450L/minくらいになることが多いです。しかし喘息があると、これが300、200と下がってくるのです。

　厳密な基準はありませんが、**男女関係なくピークフロー値が200L/minを下回っていると、あまりよくないです。**喘息発作中か、喘息コントロール不良か、とにかく何か対処しなければいけない状態です。明らかに喘息発作でグッタリしている状態では、「ほら、ピークフロー値を測って！」なんて言えないワケですから、即座に初期治療にあたりましょう。

　私はピークフローマニアなので、4種類のマイピークフローメーター

を持っています。いや、別に私喘息じゃないですよ。ただ、好きで集めてるだけです。こんなコレクター、私くらいだろうなあ。

> **まとめ**
> - 喘息の経過をみるためにピークフロー値を記録してもらう
> - ピークフロー値が 200L/min を下回っていたら要注意である

📖 18番目の数字のはなしは…

　次回の数字は「12％かつ 200mL」。みなさんは、給料が 12％増えたらどうでしょう、嬉しいですよね。同じように、1 秒量も 12％増えたら嬉しいです。

> 18番目の
> 数字のはなし

12%かつ200mL

— 気道可逆性の指標

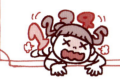

■ その気管支は喘息か、COPDか

　気道可逆性検査という検査があります。これはどういう検査かというと、まずハーッ！と呼吸機能検査で1秒量を測ります。その後、メプチン®やサルタノール®などの短時間作用性β_2刺激薬を使って気管支を広げて、その後もう一度1秒量を測ります。ただそれだけのシンプルな検査です。

　喘息のように原因があって一時的に気管支が狭くなっている病態では、メプチン®やサルタノール®が効果を発揮するので、2回目の測定で1秒量が回復します。これを「気道可逆性あり」と表現します。しかし、COPDのようにすでに壊れてしまった肺は、吸入薬では元に戻りません。そのため、COPDでは2回目の測定で1秒量が回復しません。これを「気道可逆性なし」と表現します。つまり簡単に書くと、気道可逆性検査は喘息とCOPDの診断に役立つ検査ということです。

　じゃあどのくらい1秒量が回復したら「気道可逆性あり」なのか。その数値が「12%かつ200mL」なのです。それだけ回復したら、気道可逆性あり、つまり喘息らしいと診断できます。例えば、何も吸入しない状態で1秒量が800mLだったのに、吸入薬を使って1秒量が

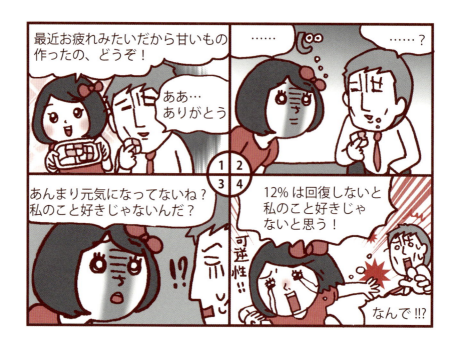

1,000mL になったら、25%・200mL の改善なので「気道可逆性あり」です。

■ 実際の診断はむずかしい

 とはいえ、この検査はあくまで目安に過ぎません。典型的な喘息でも、気管支がガチガチにかたくなったベテランの患者さんはあまり気道可逆性がありませんし、明らかな喘息患者さんでも気道可逆性が 5〜10% くらいになったりして判断に困ることもしばしばあります。

 「この女、だれよ！」と夫のスマホの LINE 履歴を見せながら詰め寄る妻。「あー、えっと、友達だよ」。この「あー、えっと」の時間が 1 秒以上あると浮気している、1 秒以内なら浮気していない、そういう判

断基準があったとしましょう。清廉潔白の男でも、反応がにぶいと1秒以上かかることもあります。つまりは、そういうことです（どういうことだ）。

■意外な盲点

ところで、この気道可逆性検査には盲点があります。この検査を担当するのは、主治医でもナースでも薬剤師でもありません。臨床検査技師です。そのため、短時間作用性β_2刺激薬の使い方を技師さんが熟知していないとダメなのです。一番簡便なのはネブライザーを検査室に常備して吸ってもらうことなのですが、ネブライザーは準備が煩雑で、こまめに手入れしないと感染源になってしまいます。そのため、市販の短時間作用性β_2刺激薬を使うことが多いのです。

いくつかの病院を見学したことがあるのですが、患者さんに手技をまかせっきりで、気道可逆性を正しく判断できているのか怪しい施設もありました……。最も多いエラーは、吸入後「息止め」の指示ができていないことでした。

> **まとめ**
> - 短時間作用性β_2刺激薬の吸入によって1秒量が12％かつ200mL改善すれば、気道可逆性ありと診断される
> - 喘息では気道可逆性があるが、COPDでは気道可逆性がない

▰☞19番目の数字のはなしは…

　次回の数字は「6分間」。ああ、あの6分間ね、とピンときた方は呼吸器通！ え、カップラーメンを2つ作る時間？ 違いますよ！

> 19番目の
> 数字のはなし

6分間

― 運動耐容能を調べる
  歩行試験の時間

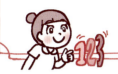

■ いわゆる6分間マッチ？

　6分間って結構長いですよね。カップラーメンが連続で2つ作れます。ボクシングでは2ラウンドです。あ、こんな医学書の読者にボクシングが好きなんて人はいないか。

　さて、COPDや特発性肺線維症のような慢性呼吸器疾患の患者さんは、<u>運動耐容能</u>を調べる必要があります。運動にどこまで耐えられるか、という能力のことです。もちろん全員必ず調べないといけないわけではありませんが、できるだけ調べたほうがよいです。例えば、「1年前と比べてなんだか元気がない気がする」という患者さんがいたとして、肺の疾患が少しずつ進行しているのか、はたまた気分の問題なのかよくわからないことがあるからです。

　どのくらいの運動なら耐えられるか、という能力のことを運動耐容能と言いますが、てっとり早いのは<u>どのくらいの距離を歩いたか記録すること</u>です。と言っても、万歩計をつけてもらっても、人によって外出の頻度も違うでしょうから周囲と比較できる定量的な検査がよい。

　そこで開発されたのが6分間歩行試験です。いたって簡単、呼吸器科がない病院だとなかなかお目にかかれませんが、コーンを2つ置い

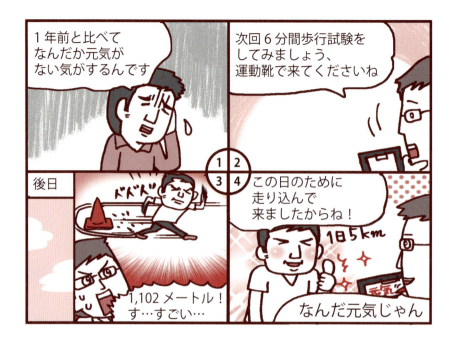

て患者さんにその間を往復してもらう検査です。6分間歩いてもらってその距離や呼吸器症状（修正Borgスケール）（表1）を評価します。簡単な検査かと思いきや、6分間は意外にしんどい。特に慢性呼吸器疾患を抱えた患者さんにとっては、なかなかハードな運動です。

■下駄やサンダルはダメよ！

この検査、歩きやすい靴で検査しないと歩行距離が正しく測定できません。そりゃそうですよね、100メートル走をスニーカーと下駄で比べたら圧倒的に前者の方が速いですから。そのため、下駄やサンダルで検査をしないよう患者さんに説明しておく必要があります。まぁ、今の時代、下駄なんて履いて病院に来る人は1,000人に1人くらいしかい

表 1　修正 Borg スケール

0	感じない（nothing at all）
0.5	非常に弱い（very, very weak）
1	やや弱い（very weak）
2	弱い（weak）
3	
4	多少強い（somewhat strong）
5	強い（strong）
6	
7	とても強い（very strong）
8	
9	
10	非常に強い（very, very strong）

数字を 10 倍すると、自分の持っている能力の何％程度の運動負荷かを示します。

ませんけど。また、不安定狭心症や心筋梗塞のリスクが高い患者さんは歩行試験を行ってはいけません。歩いている途中に「ウッ……！」と倒れてしまったらタイヘンですからね。

　6 分間歩行距離は 300〜600 メートルくらいに収まることが多いのですが、競歩なみのスピードで 1,000 メートルをオーバーした超人患者さんを一度だけ見たことがあります。そういういたって元気な人は、そもそもこういった運動耐容能の検査をする必要はないと思いますが。

> **まとめ**
> - COPDや特発性肺線維症のような慢性呼吸器疾患の患者さんでは運動耐容能を評価する
> - 6分間歩行試験によって運動耐容能を調べる

👉 20番目の数字のはなしは…

　次回の数字は「3回連続」。この間、子どもとジャンケンしたら10回連続で負けました。いやあ、こんなことってあるんですね。さて、結核診療における3回連続といえば、アレですよね。

3回連続

― 結核患者さんが退院するために必要な喀痰陰性化の回数

■ **結核菌は「3回連続」が大事なのです**

　私の妻は、くしゃみするときになぜか2回連続「ハクションっ、ハクショーン！」とするんですけど、長男は3回連続「ハクションっ、ハクショっ、ハクショーン！」とくしゃみをするんです。私は1回だけなんですけどね、なぜ私の家族は連続でくしゃみをするのか。

　どうでもいいこんな話で始まった今回の数字のはなし、「3回連続」がテーマです。結核病棟に隔離入院する患者さんは、喀痰の中から結核菌が検出されている状態です。周囲に感染させたら困るから隔離入院の適応になるんですね。

　さて、退院基準をご存じでしょうか（表1）。実は、3回連続喀痰から結核菌が検出されないことが条件になっています。2回連続じゃダメなんです、3回連続なんです。なぜ3回連続なのかは、厚生労働省のエライ人が決めたことなので私も理由を詳しくは存じ上げません。

　おそろしいことに、現行の基準に基づくと、たとえば「陽性、陰性、陰性、陽性、陰性、陰性、陽性」だとどれだけ感染リスクが低くても、退院させることができません。「賽の河原」の石を積む塔のようです。3回連続がなかなか達成できないために、患者さんからストレスをぶつ

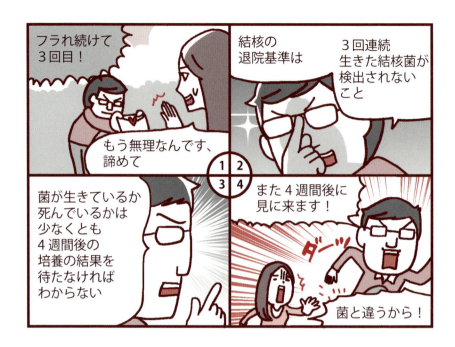

表 1　結核患者を退院させることができる基準（文献 1 より引用）

① 2 週間以上の標準化学療法が実施され、咳、発熱などの臨床症状が消失
② 2 週間以上の標準化学療法を実施したあとの異なった日の喀痰検査（塗抹または培養）の結果が連続して 3 回陰性（3 回の検査は、原則として塗抹検査を行うものとし、①の臨床症状消失後にあっては、速やかに連日検査を実施すること）
③ 患者が「治療の継続および感染拡大防止の重要性」を理解し、退院後の治療の継続（患者ごとの服薬支援計画に基づく地域 DOTS の実施）および他者への感染防止が可能と判断

けられることもしばしばです。

■喀痰の中から結核菌がワラワラと……

「3回連続って簡単じゃないの？ 結核が治れば陰性化するんでしょ？」と思われる方も多いかもしれませんが、ところがドッコイ。結核の治療がうまく進んでいても、死んだ結核菌の残骸が喀痰の中からワラワラ出てくるんですよ。なので、顕微鏡で観察しても結核菌がうじゃうじゃいるんです（顕微鏡で観察するだけだと、結核菌が生きているか死んでいるかわからない）。この顕微鏡の観察のことを結核の世界では<u>塗抹検査</u>といいます。そのため、4週間以上<u>培養検査</u>をして「結核菌が増殖すれば生菌」「増殖しなければ死菌」という判断まで待たないといけないことが往々にしてあるのです。つまり、死菌がワラワラ排出されている患者さんでは、少なくとも4週間後の培養の結果を待たなければいけないのです。

> **まとめ**
> - 結核患者さんは、喀痰から結核菌がいなくなったことが3回連続で証明できなければ結核病棟から退院できない
> - 顕微鏡の塗抹検査だけでは生菌か死菌かわからないので、培養検査を行う必要がある

引用・参考文献
1）日本結核病学会 編. 結核診療ガイドライン. 改訂第3版. 東京, 南江堂, 2015. 138p.

📕☞21 番目の数字のはなしは…

次回の数字は「2カ月」。ライザップを始めた知り合いがいるんですが、2カ月で腹筋が割れていましたよ。僕も始めようかなあ。

2カ月

21番目の数字のはなし

― 結核患者さんのおよその入院期間

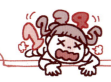

■感染症法が定める隔離入院システム

　2カ月あったらどこに行こうか、エーゲ海、モルディブ、バリ島。ああ、どうしようかしら。そんなことを考える人もいるかもしれませんが、2カ月あったら論文閲覧や原稿仕事があれだけできる・これだけできる、と現実的なことを考えてしまうワタクシ。

　さて、2カ月間の入院を余儀なくされたら、あなたはどうしますか？「えー絶対イヤー！」と思う人がほとんどでしょう。しかし、自分の希望とは関係なく、感染症法によって隔離が義務付けられている（正式には勧告ですが）病気があるのですよ。ええ、それが結核です。平均2カ月間の入院が必要なんです。

　結核病床がある病院に勤務していると、だいたいどのくらい入院しているかイメージが湧くと思いますが、一般的な呼吸器病棟・内科病棟に勤務している人たちはピンとこないと思います。なぜ2カ月もかかるのでしょう？　その理由は、喀痰の中から結核菌が陰性にならないからです。逆を言えば、喀痰の中の結核菌が陰性になれば退院が可能なのです。しかも3回連続で（前項を参照→ p.81～）。

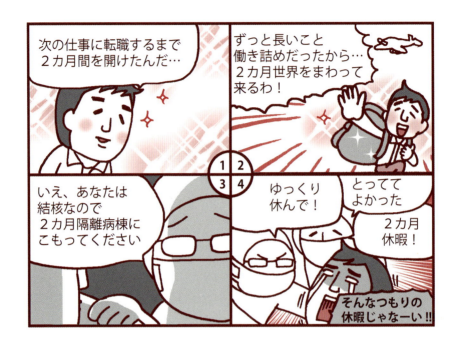

■シャバに出られる……！

　入院1カ月を超えるあたりから「おい、いつになったら退院できるんだよ〜」と患者さんは不満を漏らすようになります。そして、2カ月を超えると「もう、いやだ！ 帰る！」と身支度を始めたりする患者さんも現れます。しっかり治療が入っていれば医学的には出て行っても大丈夫なのでしょうが、厚生労働省が決めた基準を満たさない限り退院は許可できない決まりとなっております。

　晴れて退院基準を満たすと、患者さんも天高らかにガッツポーズ。「シャバに出られる……！」と喜ばれる人もいます。いやいや、刑務所じゃないんだから……。

　2カ月間の入院でたくさんの仲間ができた患者さんの場合、退院する

ときには多くの同志たちが見送ります。「ううっ……兄貴……さびしいですぜ……！」「サブ、おめぇも、あと喀痰1回陰性で退院だろ。大丈夫、すぐに出られるさ！」みたいな会話もあったりなかったり（←筆者の勝手な妄想と脚色）。

> **まとめ**
> - 結核患者さんは、約2カ月間の隔離入院を要する
> - 2カ月の結核病棟生活はストレスが溜まる

👉 22番目の数字のはなしは…

次回の数字は4種類。どれもこれも似たような4種類を紹介する予定です。私はメガネを4種類持っているんですけど、どれもこれも同じデザインじゃんと妻に揶揄されたことがあります。

●21番目の数字のはなし ●2カ月 ─結核患者さんのおよその入院期間

> 22番目の
> 数字のはなし

4 種類

— EGFR チロシンキナーゼ
阻害薬の種類

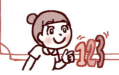

■ **肺がんのタイプはいろいろ、薬もいろいろ**

　EGFR チロシンキナーゼ阻害薬って知っていますか？ はいはい！ タマネギやセロリなどを刻んだ香味野菜を炒めて風味をつけた挽肉とトマトを合わせたソースのことでーす！ おいおい、それはラグー・アッラ・ボロネーゼやないか、ワシが言うてんのは EGFR チロシンキナーゼ阻害薬や！…………。あ、ごめんなさいね、ちょっと二日酔いで頭がハイになってて。おほほ。気がふれたわけではございませんのよ。

　EGFR チロシンキナーゼ阻害薬（EGFR-TKI）は、肺がんで使われる経口抗がん剤です。これは、*EGFR* という遺伝子に異常がある患者さんによく効くとされているのです。21 世紀に入り、肺がんだから全員あの治療でいきましょう、という時代ではなくなってきました。肺がんの中でもどういう遺伝子異常をきたしたがん細胞なのか、細かく調べるのが今のトレンドなのです。昔夢に見た、オーダーメイド医療が目前まで来ているのです。

　非喫煙者の女性の肺がんの場合、*EGFR* 遺伝子に何かしらの異常をきたしていることが多いです。その場合、EGFR-TKI が活躍するのです。具体的な商品名は、イレッサ®、タルセバ®、ジオトリフ®、タグリ

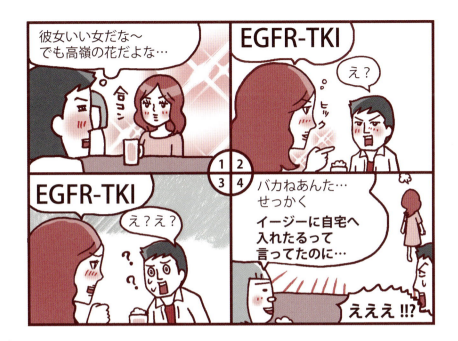

ッソ®の4つです。昔はイレッサ®だけだったのですが、とうとう4種類にまで増えてしまいました。

　本書の読者の方々は使い分けなんて覚える必要はなく、これら4つの薬剤を見たら「EGFR-TKIだ！」と感づいてほしいのです。

■女性は特に気になるのが副作用

　それぞれに副作用の差はあるものの、やはり皮膚障害が一番大事です。若い女性にEGFR-TKIを処方することもあるので、コスメティックなところには気を配ってあげてほしい。EGFR-TKIの皮膚障害は、鼻や爪の周りに出現することが多いです。女性が気にするところばかりですよね。EGFR-TKIを開始したら、たとえ皮膚障害が出ようと出まいと、

初期からしっかり保湿をこころがけてもらうことが重要です。

　物足りない読者の方に、4つ目のEGFR-TKIであるタグリッソ®について一言。タグリッソ®はもともと、イレッサ®、タルセバ®、ジオトリフ®に効果がなくて、*T790M*という耐性遺伝子が陽性になったときにだけ使える「影武者」みたいな位置づけでした。しかし、そんなタグリッソ®の下剋上がはじまり、今やなんと*EGFR*遺伝子変異がある肺がんの一次治療に使えるようになったのです。しかも、タグリッソ®がどうやら一番効果があるらしい……ということがわかっています。

　たとえるなら、ベンチ裏で控えていた野球少年が、数年を経てメジャーリーガーでホームランをかっとばしている感じです。しかし、またいつか有望な新人選手が登場するかもしれませんし、タグリッソ®天下もどこまで続くかはわかりません。

　EGFR-TKIは、「イージーに自宅へ入れたる」と覚えてください（イージー：*EGFR*、自：ジオトリフ®、宅：タグリッソ®、入れ：イレッサ®、タル：タルセバ®）。え？　そんなゴロいらない？

まとめ

- EGFR-TKIは4種類ある（イレッサ®、タルセバ®、ジオトリフ®、タグリッソ®）※
- EGFR-TKIの副作用として皮膚障害に注意する

※執筆時点では未発売ですが、今後ダコミチニブ（ビジンプロ®）が発売される見込みです。

👉23番目の数字のはなしは…

　次回の数字も 4 種類。また同じ数字かーい！ と思われるかもしれませんが、呼吸器内科ではかなり敬遠されがちな難しい薬剤たちです。

● 22 番目の数字のはなし ● **4 種類** ―EGFR チロシンキナーゼ阻害薬の種類

> 23番目の
> 数字のはなし

4 種類

― ALK阻害薬の種類

■ 肺がん治療の内服薬パート2

　前回に引き続き「種類」シリーズです。しかも、同じ数字！　似たり寄ったりでスイマセン。みなさん、ALK阻害薬って知っていますか？ アルクです、アルク。所ジョージさんが吹き替えをしていたアメリカのテレビドラマの……って、それはアルフでしょうよ！　いや、私も子どものころよく見てたけどさ。でも調べてみたら、アルフは25年前に終わっているらしい。あかんやん、ここの読者、誰も知らんやん。

　前置きが長くなりました。ALK阻害薬というのは、前項のEGFRチロシンキナーゼ阻害薬（EGFR-TKI）と同じで、肺がんに用いられる経口抗がん剤です。これも遺伝子の異常にはたらく新しい薬剤です。一体肺がんの治療薬にはいくつあるのよ！　とクレームが来そうですが、遺伝子関係の内服薬剤は前回のEGFR-TKIとこのALK阻害薬だけなのでご安心を。

　前回のEGFR-TKIと同様、*ALK*あるいは*ROS-1*という遺伝子に異常が見られる場合にこのALK阻害薬が適応になります。*ROS-1*ってなんだよ、急にアルファベット登場させんなよ！　と2回目のクレームが来そうですが、*ALK*遺伝子異常の兄弟みたいなものだと思ってくださ

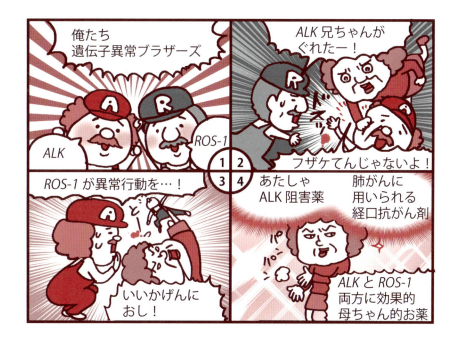

い。ALKがマリオとしたら、ROS-1はルイージみたいなもんです。おすぎとピーコでもいいです。とりあえず、どちらの遺伝子異常に対してもALK阻害薬が効くんです。

現在存在するALK阻害薬は、ザーコリ®、アレセンサ®、ジカディア®、ローブレナ®の4つです。専門医でないみなさんは使い分けなんて覚えなくてよいです。

■ 特に若年男性に多い

EGFR遺伝子の異常は非喫煙者の女性に多いと前回書きましたが、ALK遺伝子の異常は若年男性に多いとされています。私の外来に通院している患者さんも30～50歳代の方が多いです。ALK阻害薬は

EGFR-TKIのように皮膚障害に注意を払わなければいけないわけではありませんが、ものがぼやけて見えたり、腹痛や下痢が出たりすることがあります。

読者にニーズがあるのかわかりませんが、ALK阻害薬は「アレが路地をザーッと歩く」と覚えます（アレ：アレセンサ®、路：ローブレナ®、地：ジカディア®、ザーッと：ザーコリ®、歩く：ALK）。

■進みゆく分子標的治療

私が研修医になった頃とは違い、いまや肺がんの治療は遺伝子変異の検査ナシには行えません。EGFR遺伝子変異だけではなく、ALK、ROS-1、BRAFなどいろいろな遺伝子変異が肺がんを起こすことが分かっており、それぞれに特異的な治療薬が開発されています。

私がおじいちゃんになる頃には、一体どれだけの種類の分子標的薬があるのかなぁ。

まとめ
- ALK阻害薬は4種類ある（ザーコリ®、アレセンサ®、ジカディア®、ローブレナ®）※
- ALKの遺伝子異常は若年男性の肺がん患者さんに多い

※今後、ブリガチニブ（アルンブリグ®）が承認される可能性があり、そうなると5種類になります。ややこしやー。

24番目の数字のはなしは…

1回の治療で3回の入院が必要な呼吸器内科の疾患といえば、なーんだ。今流行りのアレですよ、ア・レ！

> 24番目の
> 数字のはなし

入院3回

— 気管支サーモプラスティに
　　必要な入院回数

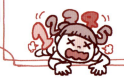

■ **気管支平滑筋をぶっ壊す!? 最新の治療法**

　抗がん剤を繰り返し投与している肺がんの患者さんは、繰り返し入院することもありますから、短期間でも診断書に書ききれないくらい入院回数を計上します。さて、気管支サーモプラスティという治療をみなさんはご存じでしょうか？ サーモプラスティ。え？ 小林製薬から発売されている、女性の大事な日に使う高品質の天然コットン100％の表面シート？ それはサラサーティコットン100ですよ！ え、男性がそんな冗談を言うな？ セクハラで訴える？ スイマセン、スイマセン！

　実は、気管支サーモプラスティというのは、気管支喘息の最新の治療法です。喘息の患者さんの気管支というのはガチガチにカタくなって気管支平滑筋が肥大してしまっているので、この筋肉を熱の力でぶっ壊してやろうという治療法なのです。じゃあ、どんどんやればいいじゃん、と思われる方もいるかもしれませんが、実はまだあまり普及していません。

■ **普及を妨げる「入院3回」**

　そのハードルの一つになっているのが、入院回数なのです。1回の治

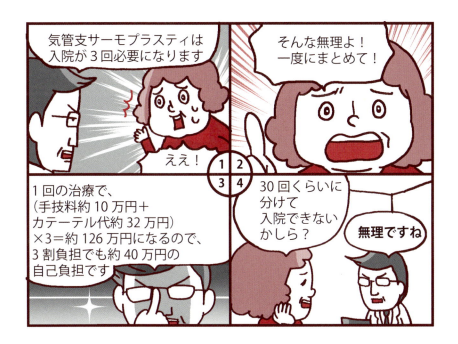

療で3回に分けて入院しないといけないんですよ。いや、別に入院費をあくどく稼ごうとしているわけではなくて、一度にすべての気管支を通電できないのです。3回の治療は3週間以上の間隔を空けて行います。毎回入院しなければならず、受ける側は結構タイヘンなのです。もう一つのハードルは医療費です。1回の治療で、（手技料 約10万円＋カテーテル代 約32万円）×3＝約126万円になるので、3割負担だと約40万円の自己負担です。その他入院費用や麻酔費用を含めると表1のような自己負担額になります。そのため、高額療養費制度が使えるよう、3回の入退院日をうまく設定する必要があります。

　比較的重症の喘息患者さんに適用される治療法で、治療効果は5年くらい継続すると言われています。処置を受けると、喘息で救急外来を

表1 気管支サーモプラスティの自己負担額（高額療養費制度を使わなかった場合）

	18〜69歳 （3割負担）	70〜74歳 （2割負担）	75歳以上 （1割負担）
気管支サーモプラスティ 3回治療の合計自己負担額	492,430円	328,280円	164,140円

含まれる金額は、2泊3日の想定で麻酔費用、入院費用なども含めて計算しています。

受診する頻度が80％近く減るとされています[1]。歩くだけでぜぇぜぇとしんどくなる患者さんにとっては、希望の光と言えましょう。

> **まとめ**
> - 気管支サーモプラスティは気管支鏡を使った最新の喘息治療法である
> - 気管支サーモプラスティは3回に分けて入院しなければならない

引用・参考文献
1) Wechsler, ME. et al. Bronchial thermoplasty: Long-term safety and effectiveness in patients with severe persistent asthma. J Allergy Clin Immunol. 132 (6), 2013, 1295-302.

25番目の数字のはなしは…

　500g、400g。A5ランクのお肉……。食べたい……。焼肉、すき焼き……。いかんいかん、つい本能のまま書いてしまった！

> 25番目の数字のはなし

500g と 400g

― 右肺と左肺の重さ

■ **風船に例えられることの多い肺ですが…**

　患者さんによく「肺って風船みたいなもんなんですよね〜」と伝えています。しかし、実際フタを開けてみると、じゅくじゅくの臓器です（フタではなくて胸郭と書いた方が正しいかもしれませんが）。そのため、見た目にも触った感じも、水を含んだびちょびちょのスポンジのような臓器です。

　風船に例えることが多いので、右肺500g、左肺400gと書くとみなさん結構ビックリします。両方合わせてほぼ1kgくらいあるんです。先月増えた私の妻の体重くらいです。おっと、口が滑った！　もちろん、厳密な重量の測定はできないので、これは剖検例でホルマリン固定した後の縦隔組織や血管などと一緒に測定された数値です。なぜ右肺の方が大きいかというと、右肺は3葉に分かれているからです。また、血流も右肺の方が多いので、そのぶん100g多いと考えられています。1kgを超える臓器は、両肺以外にも、脳、肝臓があります。もちろん、皮膚とか骨とか書きだしたらキリがないですけど……。

　医学生時代、「肺の重さは片肺でだいたいトウモロコシ1本分だ！　覚えておけ！」と病理の先生に何度も言われた記憶がありますが、トウモ

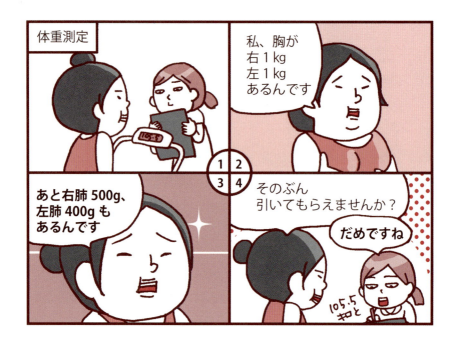

トウモロコシなんて農家でもない限り普段持つことがほとんどないので、残念ながらまったくイメージが湧きませんでした。

■ 「胸水＝肺に水が溜まる」は×！

　ちなみにこの肺が入っている場所のことを胸腔と呼びます。ここには胸水が貯留しますよね、覚えていますか？　胸水のことを「肺に水が溜まる」と思っている医療従事者はまだ多いので、ちゃんと解剖を確認しておいてくださいね。胸腔の水、略して胸水です。ここからは完全に余談ですが、胸腔に入る水の最大量はどのくらいだと思いますか？　1リットル、2リットル？　いえいえ、最大で5〜7リットルと言われています（さすがにそんな量を一気に抜いたことはありませんが）[1]。ここ

まで水が溜まってしまうと、肺が圧迫されてひしゃげてしまいます。そのため、酸素化が悪化してしまいます。

こうして数字で見ると、呼吸器系って意外と驚かされるものが多いですね。

> **まとめ**
> - 右肺の重さは 500g、左肺の重さは 400g くらいである
> - 胸水は 5〜7 リットル貯留することがある

引用・参考文献
1) Feller-Kopman, D. et al. Large-volume thoracentesis and the risk of reexpansion pulmonary edema. Ann Thorac Surg. 84 (5), 2007, 1656-61.

26 番目の数字のはなしは…

私は、1日に 12〜20 回くらい仮面ライダーの変身ポーズをさせられています。おかげで、私も仮面ライダーにはまってしまいました。ところで呼吸器内科界隈での 12〜20 回といえばアレ！

12～20回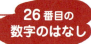

— 成人の1分間あたりの正常呼吸回数

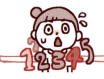

■呼吸回数、どうやって数えますか？

　教科書で習ったはずです。呼吸回数の正常は、1分あたり12～20回だと。でもこれって結構幅広いですよね。「なんか覚える必要なくね？」って思っている方も多そう。私もそう思います。

　呼吸回数が多ければ、観察すれば「ハァハァ」という状態になっているので、だいたいわかります。定量化して数えることも看護記録として重要ですが、何よりも優先したいのは「ムムッ！ この呼吸はおかしいゾ！」と異常を察知することなのです。

　みなさんは、呼吸回数をどうやって数えていますか？ 1分間ひたすら数え続ける、30秒の呼吸回数を2倍する、15秒の呼吸回数を4倍する、そもそも呼吸回数なんて数えない、などいろいろな意見があるでしょう。私は、<u>30秒の呼吸回数を2倍しています</u>。全員にこんなことをやっているわけではなくて、冒頭に書いたように「ん？ なんかおかしいな、この患者さん」と思ったときに実践しています。

　看護記録に書かないといけない人は、面倒かもしれませんが少なくとも30秒の呼吸回数を測定してください。15秒ではあまりに信頼性が低すぎます。3回目の呼吸中に15秒のタイムアップになると、3を4

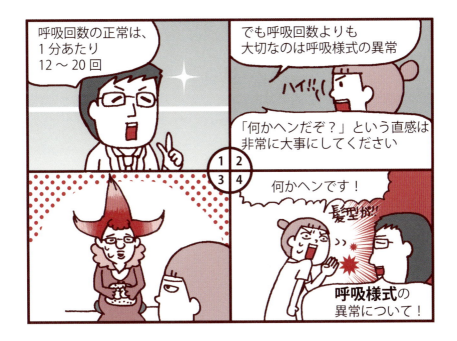

倍したらよいのか4を4倍したらよいのか、悩んでしまいますから。

■「なんかヘンだぞ？」の直感は大事に！

　バイタルサインの中では呼吸回数はもっともマイナーとされていますが[1]、敗血症の早期発見には非常に役立つバイタルサインであることが知られており、よくわからない疾患で入院してきた患者さんには必ず呼吸回数を記載するよう心がけてください。

　ちなみに、新生児の正常呼吸回数は1分間あたり40〜50回と、成人の2倍以上なので気を付けてくださいね。私と毎日一緒に寝ている5歳の息子の呼吸回数もまだ速いので、12〜20回というのは結構身体が大きくならないと使えない正常範囲なのです。

最後に一言。呼吸器内科医として重要だと思っているのは、**呼吸回数よりも呼吸様式の異常**です。「なんかヘンだぞ？」という直感は非常に大事です。機械的に回数を数えるよりも、呼吸が普通でないか自分の直感を信じてください。

　私は、ナースから「呼吸回数は正常なんですが、何かヘンです」というコールを一度だけもらったことがあります。ベッドサイドに行ってみると患者さんはクスマウルの大呼吸※をしていました。

※クスマウルの大呼吸：糖尿病性ケトアシドーシスなどの代謝性アシドーシスの状態でみられる、深く大きな呼吸が連続すること。呼吸回数に変化がないこともある。

まとめ
- 呼吸回数の正常は 12〜20 回/min である
- 呼吸回数の看護記録では、30 秒法を使って 2 倍する手法が望ましい

引用・参考文献
1) Cretikos, MA. et al. Respiratory rate: the neglected vital sign. Med J Aust. 188 (11), 2008, 657-9.

☞ 27 番目の数字のはなしは…
　いつだったか、研修医が「動脈血二酸化炭素分圧（$PaCO_2$）が 90mmHg です！ CO_2 ナルコーシスです！」と大慌てで報告してきたことがありました。当の患者さんはケロっとしていたりして。なぜだかわかりますか？

45mmHg

― I 型呼吸不全と II 型呼吸不全の分かれ目となる動脈血二酸化炭素分圧

27番目の数字のはなし

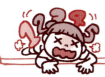

■ 呼吸器科的にコワイのは I 型？ II 型？

　動脈血酸素分圧（PaO_2）が 60mmHg 以下の状態を「呼吸不全」と呼びます。これは経皮的酸素飽和度（SpO_2）90％と同じ水準とされているからです。だから PaO_2 60mmHg 以下、SpO_2 90％以下で酸素療法を開始するんですよね。

　さて、みなさんは I 型呼吸不全と II 型呼吸不全について聞いたことがありますよね。I 型が動脈血二酸化炭素分圧（$PaCO_2$）が上がらないタイプ（45mmHg 未満）、II 型が上がるタイプ（45mmHg 以上）です。どちらが呼吸器科的にコワイかおわかりでしょうか？　その通り、II 型呼吸不全ですね。

　COPD の患者さんでは $PaCO_2$ が多くなりすぎると **CO_2 ナルコーシス**になってしまいますよね。すみやかに NPPV を導入して、病態を改善させてあげる必要があります。呼吸器科的には $PaCO_2$ が高い呼吸不全というのは要注意なのです。

　とはいえ、$PaCO_2$ が 44mmHg なら大丈夫で 46mmHg ならダメとか、そういう簡単な話ではありません。呼吸器内科医が慌てるのはアシドーシスを伴った $PaCO_2$ の上昇ですが、さすがに pH 7.1 台で

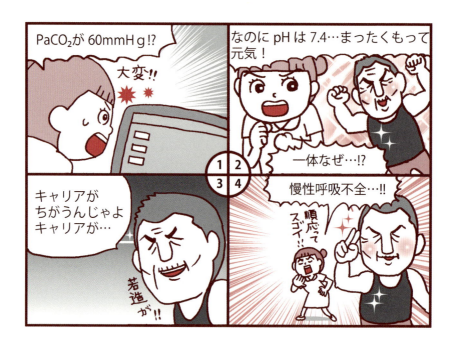

PaCO$_2$ が 70mmHg や 80mmHg になっていると非侵襲性換気が必要と判断します。

■ "ベテラン"患者さんの PaCO$_2$ にはご用心

　実は慢性呼吸不全の場合、特に COPD や結核後遺症のベテラン患者さんでは、元気なのに PaCO$_2$ が 50mmHg や 60mmHg ということがよくあります。この場合、どう見ても元気なわけですから慌てる必要はありません。身体がちゃんと代償して、pH は 7.4 前後に落ち着いているはずです。こういう慢性II型呼吸不全の患者さんは、もともと PaCO$_2$ が高いので、いざ呼吸器感染症を起こして増悪すると、PaCO$_2$ が一気に 100mmHg を超えることもしばしばあるのです。

そのため、呼吸状態があまりよくない患者さんを目の前にしたら、電子カルテで過去の動脈血液ガス分析のデータを確認することが重要です。

> **まとめ**
> - $PaCO_2$ が上昇する呼吸不全を II 型呼吸不全と呼び、呼吸器科的にはこちらの方が重要である
> - もともと $PaCO_2$ が高い慢性呼吸不全の患者さんがいる

引用・参考文献
1) Cretikos, MA. et al. Respiratory rate: the neglected vital sign. Med J Aust. 188 (11), 2008, 657-9.

28 番目の数字のはなしは…

「胸部異常陰影」って便利な言葉ですが、コワイ病気が隠れていることもあるので呼吸器内科医としては腕が試されます。キーワードは「3 カ月」。

> 28番目の
> 数字のはなし

3カ月ごと

— 肺に結節があったとき
胸部 CT を撮影する間隔

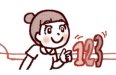

■ 「胸部異常陰影」の正体を暴け！

　人間ドックに行ったら「胸部異常陰影」なんてのを指摘されて、ひえー！ と思って病院を受診する人は多いです。その中には、肺に小さなカゲ（結節と呼びます）がチョコンとあるだけの人もいます。患者さんと医療従事者にとって何がコワイかというと、その結節が早期の肺がんだったときです。

　さすがに1〜2センチを超えるものは気管支鏡で診断ができるかもしれませんが、1〜2ミリの米粒みたいな結節は気管支鏡では絶対に診断できません。残念ながら、私のようなゴッドハンドでも無理です。……あれ？ どこからともなく「ゴッドハンドじゃないだろ」っていう声が聴こえるゾ。

　じゃあ、どうやって診断すればよいのでしょうか。胸をかっさばいて肺の一部分を切除しちゃおう！ うむ、そういう作戦もありますね。早期肺がんの可能性があるのだから、見つけたらとりあえず切っちゃえという選択も悪くはありません。でも、受診してきた人全員にそんなことをしていたら、トンデモ病院認定です。

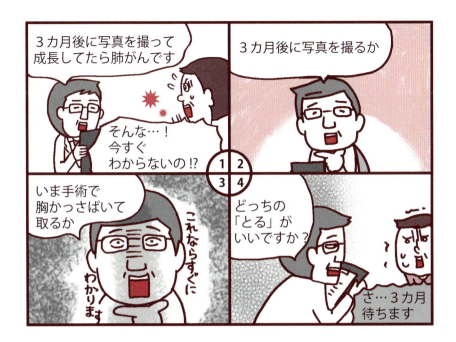

■ 肺結節が大きくなったら要注意

　実はガイドライン[1)]では、だいたい3カ月おきに胸部CTを撮影することを推奨しています（図1）。厳密には喫煙者や非喫煙者で異なるのですが、間を空けて複数回胸部CT写真を撮影するのです。はて、これはなぜでしょうか？　実はとてもカンタンな論理で、肺がんならば、時間を空けて撮影した胸部CTでだんだんと結節が大きくなっていくはずなんです。陳旧性肺結核や昔の肺炎の痕なんかでは、大きくなることはありませんよね。だから、時間を空けて撮影した胸部CT写真で大きくなっていれば「肺がんの可能性が高い」という間接的な証拠が手に入るわけなんです。

　そして、「肺がんかもしれないけど3カ月後に胸部CT写真を撮りま

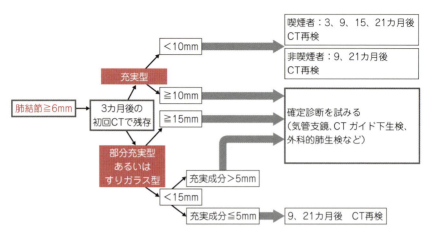

図1 肺結節の判定と経過観察図（文献1より引用、一部改変）

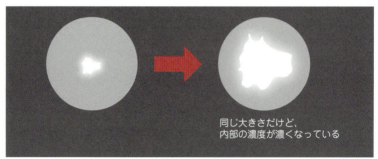

図2 結節の大きさに変化がなくても安心できない

す」ということを説明するのが意外と難しいのです。患者さんからしてみたら「肺がんの可能性があるなら早く取ってくれや！」と思いますから。

　少し難しい話になりますが、すりガラス型の薄い結節でも、内部の陰影が濃くなってくると肺がんの可能性が高いといわれています（図2）。だから、大きさが変わらないからといって安心してはいけません。

> **まとめ**
> - 肺に小さな結節があったとき、3 カ月おきに胸部 CT 写真を撮影する
> - 複数回胸部 CT 写真を撮影して、肺がんらしいかどうか判定する

引用・参考文献
1) 日本 CT 検診学会. 低線量マルチスライス CT による肺がん検診：肺結節の判定と経過観察図. 2017 年 10 月追加改訂. http://www.jscts.org/pdf/guideline/gls5thfig201710.pdf

29 番目の数字のはなしは…

現在私は 37 歳ですが、10 年前も「先生って 37 歳くらいに見えます」と言われていました。あれから 10 年、なんと今でも 37 歳に見えるらしいです！すげぇ、オイラ老けていない！（というわけで次回の数字は 10 年）

> 29 番目の
> 数字のはなし

10年

― 喫煙者と非喫煙者の
　　平均寿命の差

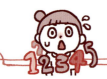

■たばこと寿命の関係性が明らかに

　実は医療従事者って結構喫煙者が多い。ストレスが多いのでしょうか、外科系のドクターはスパスパと吸っている印象です。ちなみに私は呼吸器専門医なのでたばこを吸うことはできません。吸ったら専門医資格が剥奪されるそうです！ ひぃー！

　ちなみに私は 10 代の頃、一時期たばこを吸っていたことがあります。ヤンキ……じゃなかった、ヤンチャ坊主だったんです。てへぺろ。

　さて、喫煙者と非喫煙者の平均寿命の差は約 10 年と言われています。もちろん、喫煙者の方が短いんですよ。日本の寿命調査に参加した 6 万人以上の男女を調べると、喫煙者の平均寿命は男性で 8 年、女性で 10 年短かったとされています[1]。アメリカでも同じような結果が出ていて、喫煙者の方がだいたい 10 年くらい寿命が短いようです[2]。人生 80 年で計算すると、たばこのせいで人生の 8 分の 1 も潰されるわけです。よくよく考えると、ものすごい害悪ですよコレ。

■たばこ 1 本では約 11 分！

　また、たばこを 1 本吸うとどのくらい寿命が短くなるかご存じでし

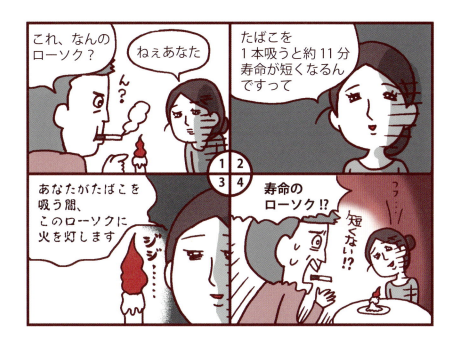

ょうか。実は、有名な医学雑誌に**約11分が寿命が短くなる**※というデータがあります[3]。えええっ、そう考えるとたばこってコワイ！ 10本吸うだけで、長編映画1本分くらいの寿命を捨てていることになるわけですから。この本の読者に喫煙者がいないことを願っていますが、万が一たばこを吸っている人がいたらすぐに禁煙してくださいね。1日1本吸うだけでも、虚血性心疾患や脳卒中のリスクが1.5倍くらいに跳ね上がりますから[4]。

　しっかりと禁煙すれば、寿命の"減り"を抑えることができます。35歳までに禁煙できれば、禁煙後10〜15年で死亡リスクが非喫煙者とほぼ同じレベルに戻るとされています。もちろん、40歳、50歳でも禁煙することが大事です。知らない間にCOPDになってしまい、

70歳になる頃に在宅酸素療法デビューなんてしたくないですからね……。

　何より、喫煙者の禁煙指導ほど説得力のないものはありません。高血圧の減塩、慢性腎不全の低たんぱく食、いろいろな患者さんへの指導がありますが、自身がたばこを吸っているのにどう指導できるというのでしょう。

※諸説あります。

> **まとめ**
> - 喫煙者は非喫煙者と比較すると寿命が10年短くなる
> - たばこを1本吸うと、寿命が約11分短くなる

引用・参考文献
1) Sakata, R. et al. Impact of smoking on mortality and life expectancy in Japanese smokers: a prospective cohort study. BMJ. 345, 2012, e7093.
2) Jha, P. et al. 21st-century hazards of smoking and benefits of cessation in the United States. N Engl J Med. 368（4）, 2013, 341-50.
3) Shaw, M. et al. Time for a smoke? One cigarette reduces your life by 11 minutes. BMJ. 320（7226）, 2000, 53.
4) Hackshaw, A. et al. Low cigarette consumption and risk of coronary heart disease and stroke: meta-analysis of 141 cohort studies in 55 study reports. BMJ. 360, 2018, j5855.

30番目の数字のはなしは…

　17.9％、日本人の5～6人に1人がやっていることってなぁんだ。え？ 子どもが寝た後に仮面ライダーの録画を見ながらドライバーを装着して楽しんでいる？ いや、それぼくだけですよ！

17.9% ― 日本人の喫煙率

30番目の数字のはなし

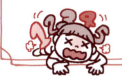

■呼吸器内科医が敏感になる数字

私：「○○さん、たばこ吸っていますか？」

患者さん：「いや、吸っていませんよ」

私：「ほほう、いつ禁煙されたんですか？」

患者さん：「今朝からです」

なんていう、小噺みたいな外来が繰り広げられる呼吸器内科。喫煙と常に向き合わなければならない私たち呼吸器内科医は、世の中の喫煙率について敏感です。

さてみなさん、日本人の喫煙率ってどのくらいかご存じですか？……って、タイトルに数字書いとるがな！ と、執筆者として突っ込んでおきたい。そうなんです、17.9％、つまり日本人の5～6人に1人が喫煙しているんですよ。

詳しいデータを見てみましょう。日本たばこ産業（JT）の「2018年全国たばこ喫煙者率調査」によると、成人男性の平均喫煙率は27.8％、成人女性の平均喫煙率は8.7％でした。男女合わせると17.9％ということです。

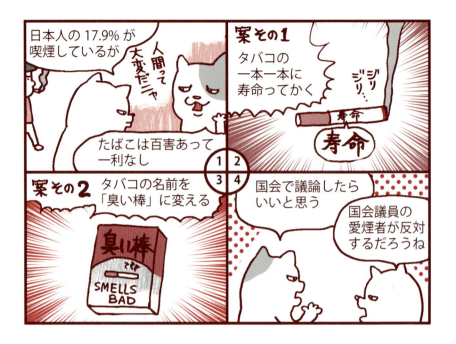

■ **昭和の時代はすごかった**

　喫煙率が最も高かったのは、1966（昭和41）年頃です。どのくらいかわかりますか？　なんと、成人男性の83.7％が喫煙していたのです！　ひょえーー！　すごい喫煙率。ちなみにこのときの女性喫煙率は18.0％です。当時の映画でも、モクモクとたばこの煙が出ているシーンがたくさんありました。それだけ、たばこって市民に浸透していたんですよね。

　団塊の世代に多くの疾患をもたらした、たばこ。今や、人前でたばこを吸うだけでイヤな顔をされる時代になりつつあります。加熱式たばこに乗り換えている人も多くなりましたが、水蒸気とはいえケムリのようなものが出るので、どのような形であっても喫煙の心証はよくありませ

ん。

　たばこは百害あって一利なしです。なぜ将来の病気のリスクがあるとわかっているのに、喫煙を始めてしまうのか。入口戦略さえうまくいけば、喫煙人口は大きく減らせると信じています。しかし、私も10代の頃、たばこを吸っていたことがあり、「まずいけどカッコイイ」という若者のよくわからん憧れが理解できるのです。

　ストレスの多いナースも、よく喫煙しています。ニコチンがストレス解消になるのは理解できるのですが、やはり将来の健康と天秤にかけて考えてほしい。そこまでして吸わないといけないものでしょうか。お化粧の乗りも悪くなると言われてますしね。あのオードリー・ヘップバーンでさえも、重喫煙によって晩年は顔にたくさんのシワができたことが知られています（スモーカーズフェイス）。まぁ、それでも美人だったんですけど。

　2013年に日本看護協会がおこなった調査[1]によると、看護職の喫煙率は7.9％（女性7.2％、男性29.5％）だったとされています。おそらく今はそれよりも少なくなっていると思いますから、一般集団よりはおそらくわずかながら低いと思います。

> **まとめ**
> - 日本人の17.9％が喫煙者である
> - たばこは百害あって一利なしである

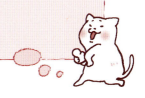

引用・参考文献
1)「2013 年 看護職のたばこ実態調査」結果. 公益社団法人 日本看護協会広報部. 2014 年 6 月 3 日. http://www.nurse.or.jp/up_pdf/20140603140044_f.pdf

☛ 31 番目の数字のはなしは…

　うちの次男は、両手を広げて「Y！」と叫ぶのが好きなのですが、微妙に両手の角度に左右差があって、エド・はるみみたいになってしまいます。え？ エド・はるみを知らない⁉

25°と45°

> 31番目の数字のはなし

― 気管の分岐角度

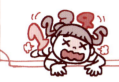

■気管支は右の方が急峻で太い

さて、タイトルにある「25度」と「45度」ってなんでしょうね。エジプトの内地の夏場の最低気温と最高気温がこんな感じらしいですよ。「度」違いですけど。

実はこれらの数字、気管の分岐角度を表したものなんですが、みなさんイメージできますか？ 図1のような感じで、右気管支（向かって左）の方が急峻なんですよね。左気管支（向かって右）の下に心臓があるから、などのいろいろな理由がありますが、詳しくはわかっていません。とりあえず、右気管支の方が急峻なのです。

角度以外にも左右の気管支には違いがあります。例えば、右気管支は左気管支よりも太くて短い。左主気管支の内径が約12mmで、右主気管支の内径は約15mmと言われています。この気管支の左右差が、ある疾患の好発部位の差とされていますが、みなさんは何かおわかりでしょうか？ そう、誤嚥性肺炎です。図1の上から異物が入ったのを想像してください。おむすびころりんすっとんとん。すると、急峻な角度で太い右気管支におむすびが入っていくのが理解できるでしょう。そのため、誤嚥性肺炎は右肺の下葉に多いのです。誤嚥性肺炎以外にも、ピー

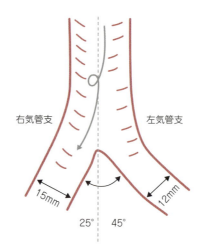

図1　気管の分岐角度

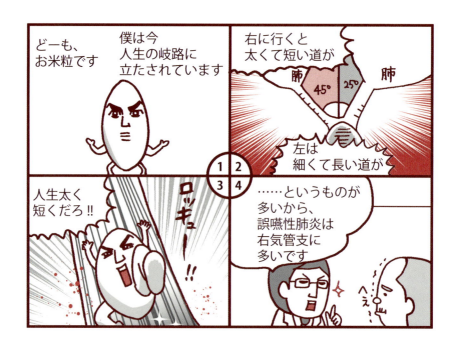

ナッツや歯牙の誤嚥も、右気管支に多いです。

■気管支が大きく開く病態がある

　ちなみに、この25°と45°が大きく開くとき、例えば、35°と55°とか、そういう状況になる病態をご存じでしょうか。この主気管支の真下には、<u>気管分岐下リンパ節</u>というリンパ節が眠っています。肺がんが進行したり、サルコイドーシスのように累々とリンパ節が腫脹したりする場合、この気管分岐下リンパ節がボンと腫れてしまうことがあるのです。そのとき、この気管の角度が少し開きます。あまりに大きなリンパ節の場合、気管支鏡をしていると気管の分岐点でおや？と思うこともあります。

> **まとめ**
> - 気管支は右の方が左より急峻である
> - 誤嚥性肺炎や異物誤嚥は右気管支に多い
> - 気管分岐下リンパ節が腫大すると、気管が開大することがある

🏳 32番目の数字のはなしは…

　23分岐。私が人生で歩んだターニングポイントの数です。……って多いな！どんだけ悩ましい人生やねん！いやいや、チャラい文章書いているように見えて、実は私、ナイーブなんですよ。

●31番目の数字のはなし ●**25°と45°** 一気管の分岐角度

23 分岐 — 気管の分岐回数

> 32番目の数字のはなし

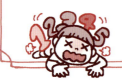

■迷路のように枝分かれする気管支

さて、私の妻は方向音痴なんですが、……グハァッ！（どこからともなく拳が飛んできた）。運転をしている人ならば、ナビがあっても道に迷うこともあるでしょう。しかし、気管支鏡をしていると、道路標識やタッチパネルのナビなど無いため、だいたいどのあたりの気管支を進んでいるか、把握できる能力が求められます。気管支鏡をやり慣れると、「今は左下葉の入口にいるな」「今は右の B^8 を見ているな」などと実生活では何の役にも立たないスキルが身に付きます。

そんな迷路のような気管支。最初の左右の気管支の分岐を1とすると、合計23分岐もすることがわかっています（図1）。そうなんです、めちゃ分岐するんですよ！ とはいえ、気管支鏡で到達できるのは、せいぜい5〜6分岐くらいのところまでで、その先は、カメラすら通らないミクロの領域です。車が入れない裏路地みたいなもんです。

■気管支の命名法はビジュアル系？

ちなみに、気管支には、それぞれの肺の領域（S^1〜S^{10}）に該当するように B^1〜B^{10} まで番号があります。さらに、B^1 に入った後の分岐は

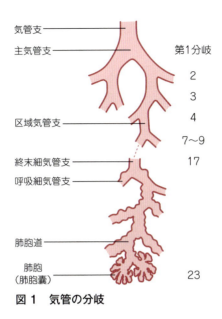

図1　気管の分岐

a、b、c……、その次は i、ii、その次は α、β、という命名ルールがあります。わかりにくい命名法だなぁ。そのため、第5分岐になると、気管支の名前が「B¹b ii β」のような暗号になります。ビジュアル系バンド名みたい。

　例えるなら、「北区西町という交差点をまっすぐ行くと、北区西町南という交差点が見えてくる。そこを左に曲がると、北区西町南小学校があり、その先にある北区西町南小学校東という交差点を……」みたいな感じです（どんな例えだ）。呼吸器内科医でも正確に覚えていない人もいるくらいなので、命名法はたいして重要ではありません。

　医療従事者にとって大事なのは、気管支鏡をしている最中に、だいたいどこらへんにいるか把握することです。そのため、私の妻のような方向オンチにはなかなか難し……ゴファ！！（どこからともなく拳が）

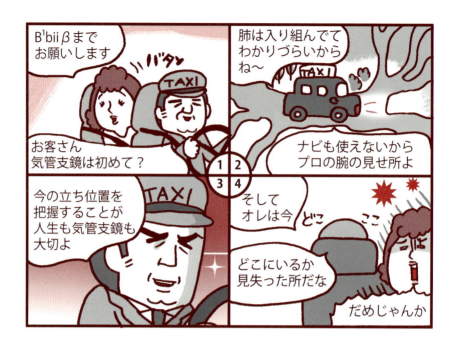

> **まとめ**
> - 気管支は合計 23 分岐する
> - 気管支には世にもややこしい命名法が存在するが、覚えなくてよい

🚩 33 番目の数字のはなしは…

　さて、読者のどのくらいが 30 歳代でしょうか。呼吸器疾患の多くは高齢者に発症しますが、中には 30 歳代で発症するまれな呼吸器疾患もあります。

> 33番目の
> 数字のはなし

30歳代

— LAMの平均発症年齢

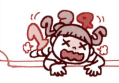

■ LAMという疾患を知っていますか？

　30歳代で発症する難治性の呼吸器疾患をご存じでしょうか。肺がんは高齢者に多いし、肺結核は若い人もいるけどやっぱ高齢者に多いし……、うーん。

　答えは、リンパ脈管筋腫症（lymphangioleiomyomatosis；LAM）です。英語で読むと、「リンファンジオライオマイオマトーシス」です。こんな英単語、覚えられる人いるんでしょうか。私たちは、英語の略称で「ラム」と呼んでいますが、この疾患は一般の人にはほとんど知られていません。この本はこう見えても勉強のためのものですから、LAMについて一度しっかり学んでいただきたいと思います。

　LAMという疾患は、LAM細胞と呼ばれる平滑筋のような細胞が、肺・リンパ節・腎臓などでゆっくりと増殖する病気です。この疾患のつらいところは、ほとんどが妊娠可能な年齢の女性に発症するということです。そのため平均発症年齢は30歳代と言われています。

　LAMの発症頻度は、多くても人口100万人あたり5人と言われているので、日本全国でも数百人しかいない、かなり珍しい疾患です。しかし当院は呼吸器専門病院なので、たくさんのLAM患者さんが通院さ

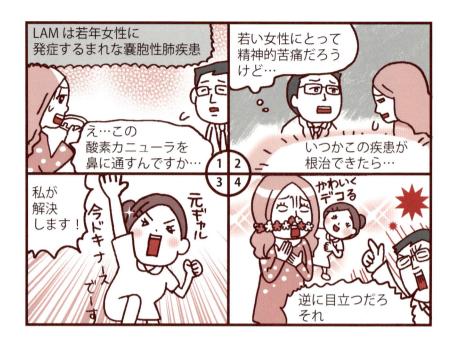

れています。

■ LAMによる呼吸器症状と精神的苦痛

　さて、LAM細胞が肺で増殖すると、肺に囊胞がたくさんできます。詳しいメカニズムは割愛しますが、COPDと似たような現象が起こるわけです。これによって、肺に換気できるスペースが不足してしまい、労作時の呼吸困難が出現します。ひどい場合、囊胞が破裂して気胸を起こします。

　現在は、シロリムス（ラパリムス®）という治療薬があります。それでも徐々に呼吸不全に陥っていく患者さんもチラホラいます。酸素飽和度が維持できず、在宅酸素療法を余儀なくされることも少なくありませ

ん。この疾患の10年生存率は90％近くあるとされているのですが、症状が出始めてからの生存期間中央値は29年です[1]。60歳代で命を落とすには早いですから、肺移植の登録をされる患者さんもいます。

　何より、女性にとって酸素カニューラを鼻に通して生活するというのは、コスメティックな観点からも苦痛です。いつか、この疾患が根治できる日がくればいいなと日々祈っています。

> **まとめ**
> - LAMは若年女性に発症するまれな囊胞性肺疾患である
> - 若い女性にとって酸素カニューラを鼻に通すことは精神的に苦痛である

引用・参考文献
1) Oprescu, N. et al. Clinical predictors of mortality and cause of death in lymphangioleiomyomatosis: a population-based registry. Lung. 191 (1), 2013, 35-42.

👉 34番目の数字のはなしは…

　みなさんは30年前、何をしていましたか？ え、そんなに歳をくってない？ ガーン！ さて、世の中には30年以上の時を経て発症する珍しい疾患があります。

●33番目の数字のはなし ●**30歳代** ―LAMの平均発症年齢

> 34番目の数字のはなし

約30年

― 悪性胸膜中皮腫の潜伏期間

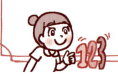

■ 30年以上もナリをひそめるやっかいな病気

30年前、みなさんは何をしていましたか？ え？ 生まれていない？ 若いなぁ！……ま、かく言う私も、まだ37歳のピチピチおやじなんですけどね。7歳の頃は何してたっけな、ありゃ、覚えてねーや。

さて、30年以上の潜伏期間を経て、発症する疾患があります。それが悪性胸膜中皮腫です。たばこを吸っていた人が高齢者になってCOPDを発症することはありますが、あれはじわじわと進行する類の疾患でして、30年間ナリをひそめているわけではありません。悪性胸膜中皮腫は、じっとナリをひそめて発症の機会をうかがっている、やっかいな病気なのです。

悪性胸膜中皮腫の原因は、言うまでもなく石綿（アスベスト）です。現在ではかなり使用される場面は限られましたが、昔は断熱材に携わる人の多くがマスクをつけずに石綿曝露を受けていました。現在、悪性胸膜中皮腫を罹患されている患者さんの多くは、過去にそういった職歴がある人です。

石綿曝露を受けてからきっかり30年後に突然発症するというわけではなく、幅広く20～40年前後と考えてください[1]。発症時期は人そ

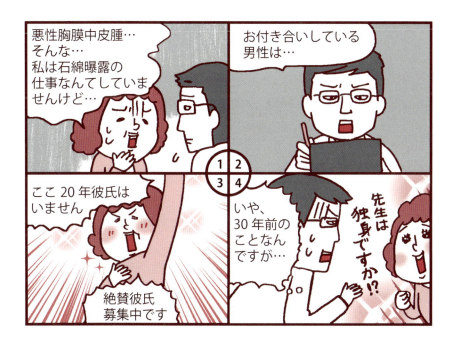

れぞれですし、生涯発症しない人もたくさんいます。石綿曝露を受けた瞬間に、時限爆弾を体につけられるわけではありません。

■女性患者さんの意外な過去？

時折、女性の悪性胸膜中皮腫を診ることがあります。石綿曝露について問診しても、「今までそんな現場で働いたことはないです」とおっしゃる患者さんもいます。記憶を掘り起こしてみると、意外な事実がわかることがあります。実は、当時付き合っていた男性が石綿作業に従事しており、数年にわたってその作業服を洗濯していたとのこと。作業服から石綿を曝露することだってありえるのです。30年前の出来事なので、覚えていない患者さんも少なくありません。

悪性胸膜中皮腫は、その名の通り悪性腫瘍です。胸膜肺全摘術が適用できない患者さんは、Ⅳ期の肺がんで使われるような抗がん剤を投与することになりますが、それでもなかなか効果が出にくい。石綿曝露と悪性胸膜中皮腫に明らかな因果関係がある患者さんは、労災の補償が受けられるので、積極的に申請を出すよう勧めています。

まとめ
- 悪性胸膜中皮腫は石綿曝露から約30年を経て発症する悪性腫瘍である
- 石綿曝露歴については根気よく問診を続けないとわからない事実もある

引用・参考文献
1) Frost, G. The latency period of mesothelioma among a cohort of British asbestos workers（1978-2005）. Br J Cancer. 109（7）, 2013, 1965-73.

☞ 35番目の数字のはなしは…

　日本国内では、毎年15,000人の人が殺されているッ！……と書くとサスペンス調になってしまいますが、次回のテーマは「年間15,000人」です（笑）。

約 15,000 人／年

35番目の数字のはなし

― 受動喫煙による国内年間死亡者数

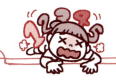

■ **本当は怖い受動喫煙**

　分煙や禁煙が広まり、近くに座っている喫煙者から受動喫煙することは減りました。しかし、いまだに多くの家庭内では受動喫煙対策が進んでいません。

　日本では、毎年なんと約15,000人が受動喫煙で亡くなっているとされています。その被害推定は、男女どちらが多いかわかりますか？ 何となく半々くらいかなと思っている人も多いと思いますが、実は圧倒的に女性の方が多いのです（約1万人が女性）。死因のうち、脳卒中、虚血性心疾患、肺がんが3大疾患です。

　この統計の怖いところは、あなたの知り合いの女性が脳卒中で亡くなったとしても、それは受動喫煙が後押しした疾患かどうか証明ができないところです。疫学研究とは、個々の患者さんの死因を解明するものではなく、あくまでこのくらいの人が亡くなっているという数値しか出せません。そのため、患者さん自身の病気が受動喫煙によるものかどうか議論するよりは、受動喫煙という文化そのものを根絶やしにしなければならないのです。

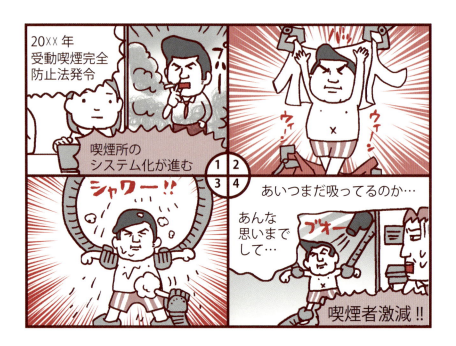

■環境禁煙で疾患リスクは減らすことができる

　最近になり、小規模居酒屋も全面禁煙とする方針が浮上してきました。職場やレストランは禁煙が進んでいるものの、居酒屋やバーはまだプカプカたばこの煙が舞うところもあり、環境禁煙は急務です。これらの対策によって、多くの疾患のリスクが軽減することがわかります（図1）。

　加熱式たばこの普及によって、燃焼した煙を受動的に吸入する機会は減ったかもしれません。しかし、加熱式たばこは煙が水蒸気メインとはいえ、立派な受動喫煙です。加熱式たばこの受動喫煙のデータはほとんどないため、現時点では燃焼式たばこと同じように扱われるべきだろうと思います。

　世の中からたばこの健康被害が無くなりますように。これは私の呼吸

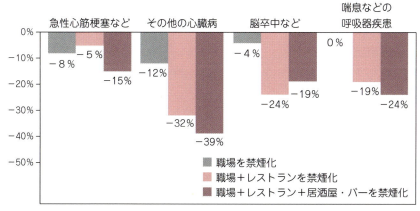

図1 環境禁煙と疾患の減少率（文献1より引用）

器内科医としての切なる願いです。

> **まとめ**
> - 受動喫煙によって日本では年間15,000人が死亡している
> - 環境禁煙によって受動喫煙による疾患リスクを低減することができる

引用・参考文献
1) Tan, CE. et al. Association between smoke-free legislation and hospitalizations for cardiac, cerebrovascular, and respiratory diseases: a meta-analysis. Circulation. 126 (18), 2012, 2177-83.

● 35番目の数字のはなし ● 約15,000人／年 —受動喫煙による国内年間死亡者数

📕 36番目の数字のはなしは…

　最短撮影距離が25mmのレンズで撮影すると、子どもの髪の毛にご飯粒がついているのが見えた最近。ところで25mmHgと聞いて、呼吸器系で何を思い浮かべますか？

> 36番目の
> 数字のはなし

25mmHg以上

― 肺動脈性肺高血圧症の平均肺動脈圧※

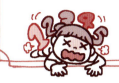

※ニース会議2018で25mmHg以上から20mmHg以上に引き下げることが提案されたが、2018年11月現在、まだ国内でのコンセンサスは得られていない。

　こないだ買った一眼レフのレンズで、最短撮影距離が25mmのものがあるんですけど、それで息子の顔を撮影したら毛穴がバッチリ見えたんですよ！はぁ、何の話だ。

■肺動脈の圧力？

　今回のテーマは25mmHgなんですよ。mmHgは圧力の単位ですが、呼吸器科的には動脈血液ガス分析で酸素・二酸化炭素分圧を測定するときに使う単位ですよね。動脈血酸素分圧（PaO_2）60mmHg以下で呼吸不全（→p.19～）、さらに動脈血二酸化炭素分圧（$PaCO_2$）45mmHg以上だとⅡ型呼吸不全（→p.105～）でしたよね。さて、すこし難しい話になりますが、呼吸器科としてはもう一つ押さえておきたいmmHgがあります。

　それが、平均肺動脈圧25mmHg以上です。はい、ギブアップ！肺動脈の場所も忘れましたー！という人、本を閉じないでちょっと待ってください。面白いマンガもついていますから、この本！（著者必死）

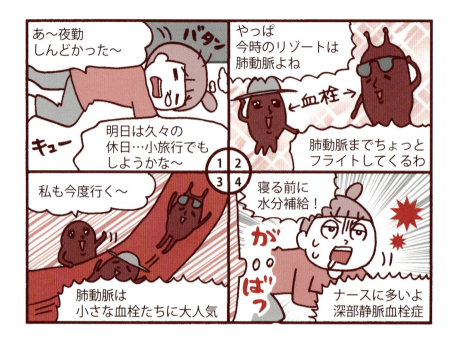

　肺動脈って、まずどこにあるか覚えていますかね。全身をまわってきた静脈血が心臓に戻ってくると、右心房・右心室に入ります。これが肺に戻って酸素化されるのですが、その肺に戻す静脈を肺動脈と呼びます（図1）。なんで静脈なのに肺動脈なんだよ、という愚痴が聞こえてきそうですね。実は、血管の命名にはルールがあります。「動脈」は心臓から血液を運び出す血管に、「静脈」は心臓へ血液を戻す血管に名付けるのです。流れている血液の種類なんて関係ないのです。定義されているのは解剖学的な観点だけ。

　この肺動脈の圧力が高くなる病気が、肺動脈性肺高血圧症なのです。じゃあ、どうやって調べるか？　一つは心臓カテーテル検査です。カテーテルの先端を静脈から肺動脈まで持っていけば、測定できます。もう

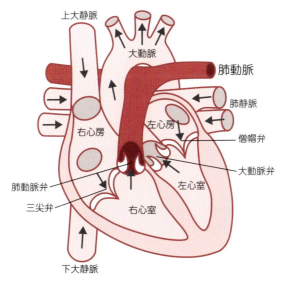

図1　心臓の解剖

　一つは心臓超音波検査です。ただし、経胸壁の超音波で肺動脈を推定すると、結構誤差が出るので注意が必要です。そのため、肺動脈性肺高血圧症の診断には、心臓カテーテル検査で肺動脈圧が高いことを証明するのが一般的です。結構ハードル高いんです。

　正常の平均肺動脈圧はせいぜい18〜19mmHgです。25mmHgを超えてくると、異常です。息切れを訴えて来院する肺動脈性肺高血圧症の患者さんは、これが30〜40mmHg以上に上昇しています。肺動脈の圧が高いと、右心系に負担がかかるため、右心不全のような息切れが出現するのです。

■深部静脈血栓にご注意！

　最近、深部静脈にある血栓がじわじわ肺動脈に飛んで、慢性血栓塞栓

●36番目の数字のはなし　●**25mmHg以上**──肺動脈性肺高血圧症の平均肺動脈圧

性肺高血圧症という病態を起こすことが知られています。エコノミークラス症候群として、いきなりデカイ血栓が飛んで行って「ウッ！」と胸を押さえるのがよく知られていますが、小さな血栓たちが時間をかけて何度も肺動脈にフライトして、じわじわと肺動脈圧を上げていくこの疾患が知られるようになりました。

　深部静脈血栓症を持っているナースは結構多く、立ち仕事が多くフラフラの夜勤が明けて、水分も摂らずベッドにバタンキューしないように注意してください。いつの間にか、肺動脈に血栓たちがフライトしているかもしれませんよ……。

> **まとめ**
> - 肺動脈性肺高血圧症は平均肺動脈が 25mmHg 以上の病態を指す※
> - 深部静脈血栓症によって、じわじわと肺動脈圧が上昇する慢性血栓塞栓性肺高血圧症という病態がある

※今後、国内でも「20mmHg 以上」の定義が採用される可能性がある。

37番目の数字のはなしは…

　世の中には、6カ月に1回無料で健診が受けられる制度が存在します。そんな制度があれば受けてみたいのはヤマヤマですが、ある条件が必要です。

6カ月ごと

― 石綿健診の受診頻度

> 37番目の数字のはなし

■無料で健診が受けられる？

　6カ月ごとに無料で人間ドックが受けられたらいいなーと思いつつ、こないだ人間ドックを受けたんですが、いやー、やっぱ高いですね。自費診療ですから。高級ブランドバッグも買えそうな値段ですよ。しかし、世の中には無料で年2回健診を受けられる制度が存在します。

　それが石綿健診（正式名称：石綿作業従事者に対する健康診断）です。たぶん、じん肺を扱うような病院でないと、この健診の存在を知らないんじゃないでしょうか。

　石綿は、断熱材などの業務に携わっている人に曝露されていた、じん肺の原因物質です。悪性胸膜中皮腫（→p.128〜）を発症する原因として知られています。そのほか、続発性気管支炎、石綿肺、良性石綿胸水なども発症します。

　もちろん全員に発症するわけではないのですが、石綿は立派な健康被害・労働災害であることが認識されています。そのため、国を挙げて石綿による労災を認定する仕組みがあるのです。

　とはいえ、「10年前に石綿の曝露を受けたんだけど、こないだ肺炎になっちゃってさー、これって労災ですよねー？」みたいな言いがかり

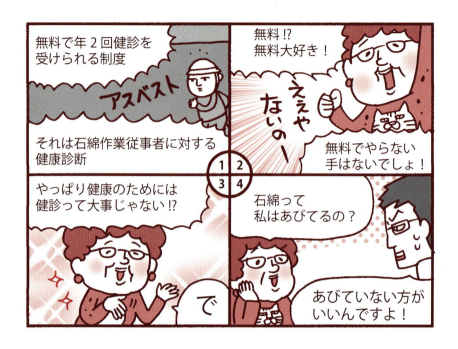

をつけられては、たまったものではありません。そのため、石綿による健康被害はかなり細かく規定があります。私ですらその厳密な基準を把握できないくらい。

　石綿の曝露歴がある人は、健康管理手帳の交付を受けると、指定された医療機関で決まった時期に、6カ月ごとに無料の健診を受けることができます。こりゃ受けない手はない！　ということで、私の外来でも健康管理手帳の交付申請は結構多い。とはいえ、人間ドック並に細かい検診をしてくれるかというと、そういうわけではありません。あくまで石綿による疾患を早期に同定することが目的なので、血液検査項目もごくごく少数です。しかし、胸部CTが撮影できるのはおトクだなと私は思っています。

半年に1回胸部CTを撮影しても大丈夫なの？と懸念の声が聞こえてきそうですが、間を空けて年2回程度の胸部CTなら被曝量としては何ら問題ないレベルとされています（→p.146〜）。

■ 検診 ≠ 健診

　余談ですが、検診と健診の違いをみなさんご存じでしょうか。これって医療従事者の間でも意外に知られていないんですよ。「検診」は病気を発見（検知）するための検査、「健診」は健康か否かを判定するための検査です。石綿曝露を受けている人が、健康かどうか判定するための検査なので石綿「健診」なのです。地方自治体によっては、ウェブサイトに堂々と石綿「検診」と間違って書かれてあるところもあります。まぁ、個人的にはどっちでもいいんですけどね（笑）。

> **まとめ**
> - 石綿曝露があり健康管理手帳の交付を受けた人は、6カ月に1回、無料で健診が受けられる
> - 検診と健診の違いは意外に知られていない

☞ 38番目の数字のはなしは…

　1時間に5回起こるとよくないことって何でしょう。妻からの「ちょっとくらい家事手伝いなさいよ」のオーラ。ひぃぃぃ！こわいぃぃ！いや、もっと医学的なことです。

● 37番目の数字のはなし ● 6カ月ごと —石綿健診の受診頻度

> 38番目の
> 数字のはなし

1時間に5回以上

― 睡眠時無呼吸症候群の
無呼吸・低呼吸の診断基準

■ **本人は寝てるから気づかない**

　夜間、1時間に5回以上、「フガッ！」って息が止まっている人、いませんか？ みなさんの家族はどうですか？ もし「フガッ！」に心当たりがあれば、今すぐ睡眠時無呼吸症候群（SAS）の検査をすすめてください。

　睡眠時無呼吸症候群のうち、肥満体型の人によくみられるものを閉塞性睡眠時無呼吸と今では呼びますが、素因がある人は大酒をくらった後に顕著に無呼吸が出現します。

　完全にいびきが止まって「息してないじゃん」というのを無呼吸、呼吸が止まらなくても「もう少しで呼吸が止まりそうじゃん」というのを低呼吸と呼びます。睡眠中にこの両方が1時間で5回以上あったら、睡眠時無呼吸症候群の可能性が高いということです。

　実は、中高年のメタボおやじと呼ばれる肥満体型の方々の多くに、1時間に5回以上の無呼吸・低呼吸が出現していることがわかっていますが、ほとんどの人が受診していません。日中の過度の眠気を感じるまで、あるいはパートナーから「息が止まってるわよ」と指摘をされない限り、受診しません。そのため、COPDと同じように日本にはかなり

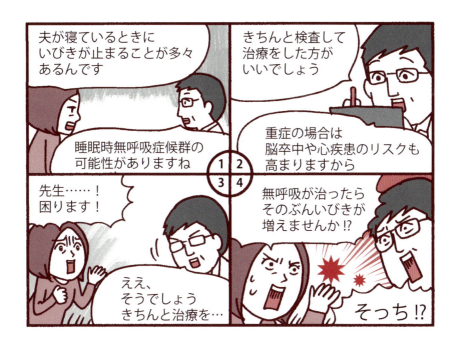

の数の睡眠時無呼吸症候群予備軍が存在しているのです。ニュースでも、運転手が居眠り運転をして事故を起こしたとしばしば報道されますよね。アレがそうです。

■無呼吸・低呼吸の測りかた

アプノモニターやポリソムノグラフィという検査で、1時間あたりどのくらい無呼吸・低呼吸が出現しているかを測定することができます。アプノモニターは簡易式の無呼吸検出検査で、ポリソムノグラフィは全身にいろいろなコードをつけて寝るという仰々しい検査です。SF映画に出てきそうなのがポリソムノグラフィです。私には、あんなのを装着して眠れる自信がない。

研修医時代、「日中眠たくて仕事にならない」と訴えて来院した患者さんにアプノモニターを検査してみたことがありますが、無呼吸・低呼吸の頻度が1時間に60回という人がいました。当時の私はその危なさをわかっていませんでしたが、1時間に60回って、1分に1回です。ほとんど睡眠中の呼吸が止まっているに等しいくらい。こういう重症の睡眠時無呼吸症候群の患者さんは、脳卒中や心疾患のリスクも高く、生存率も低いことがわかっています（1時間に無呼吸が20回以上あるようなケースでは無治療だと9年後の生存率は63％！[1]）。指導医のすみやかな対応によって、その患者さんには経鼻的持続陽圧呼吸（continuous positive airway pressure；CPAP）療法が導入されました。

　たかがいびき、されどいびき。皆さんの横に寝ている人は、大丈夫ですか？……え？独りで寝ているから、横に誰もいない？……し、失礼しました！（逃亡）

> **まとめ**
> - 睡眠中に1時間に5回以上、無呼吸・低呼吸があると睡眠時無呼吸症候群の可能性がある
> - 睡眠時無呼吸症候群は、脳卒中や心疾患のリスクが高く、重症例では生存率も低い

引用・参考文献
1) He, J. et al. Mortality and Apnea Index in Obstructive Sleep Apnea Experience in 385 Male Patients. Chest. 94（1）, 1988, 9-14.

39番目の数字のはなしは…

　胸部X線写真の被曝量をご存じでしょうか？ どのくらい危ないのか、妊婦には絶対撮影してはいけないのか。意外と知られていないリスクの大きさ。

●38番目の数字のはなし ●**1時間に5回以上** ──睡眠時無呼吸症候群の無呼吸・低呼吸の診断基準

0.06mSv

> 39番目の数字のはなし

― 胸部X線写真の被曝量

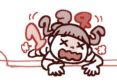

■ 被曝量リスクのとらえ方

　胸部X線写真を撮ると被曝することは誰でも知っていると思います。しかし、その程度についてはあまり知られていません。

　ここで覚えておきたい単位はミリシーベルト（mSv）です。え？ 長崎に鳴滝塾をつくったドイツ人医師は、シーボルトですよ！ え？ 歌曲の王？ それはシューベルトでんがな！ え？ 車に乗るときに安全のために装着する……って、もういいか……。とりあえず、ミリ「シーベルト」です。

　まず医療従事者として知っていただきたいのは、「胸部X線写真の被曝はまったくこわくない、ほぼリスクゼロである」という点です。たとえ、妊婦でもです。ただ、私は妊婦には滅多なことではX線写真を撮影しません。正直申し上げると、自己防衛のためです。このヤヤコシイ議論をするためには、CT検査と被曝について知っておくとよいでしょう。

　日本人は、CT検査を受けようと受けまいと3人に1人ががんで亡くなっています。これまでのデータによれば、1万人が一般的なCT被曝量である10mSv（胸部X線写真の167倍）の被曝を受けた場合、

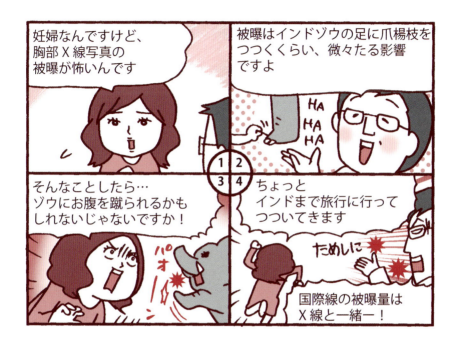

そのうち4～5人程度が被曝に関連したがんで死亡すると言われています。しかし、実際にはその1万人のうち約3,000人が通常の発がん（遺伝的素因や生活習慣に起因）で亡くなっています。つまり、たとえがんで亡くなったとしても、その発がんが過去のCTの被曝によるものというのは天文学的に低い確率であることがわかります。たとえCT検査による被曝によってがんのリスクが高くなるとしても、飲み会を1回断るほうがまだマシかもしれない、そういうレベルのリスクです。

　年1回CT検査を受けたとしても、身体に影響が出るような線量にはまったく到達しません。CT検査というのは、病気を見つけるために行うものですが、そんな天文学的に低いリスクに躊躇して、病気の状態を調べる検査を拒否するのはまったく理にかなっていないのです。

■妊婦であってもリスクは同じ？

　妊婦の場合、被曝によって胎児に影響が出るのは 100mGy といわれています。Gy はグレイと呼びます。厳密にはミリシーベルトと違うんですが、ここではざっくり同じような被曝の単位としてとらえてください。胸部 CT によって胎児が受ける線量は、平均 0.06mGy、最大でも 0.96mGy 程度と言われています。胎児に影響が出るレベルには程遠いのが現実です。

　しかし、それでも「もしかして」が起こりうるのではないか、また何かが起こったときに放射線被曝との因果関係が証明できない（悪魔の証明）ため、医療従事者は被曝を避けるという側面もあるのです。世界中の医療従事者は、「医療被曝は最小にすべき」という理念を持っていますが、自己防衛的な側面も大きいと思います。

　そのため、妊婦が胸部 X 線写真 0.06mSv の被曝を受けるというのは、インドゾウの足に爪楊枝をつつくくらい、微々たる影響と言えます。

※胎児に影響が出るというのは、形態異常を有して出生する発生率が 3％を上回ることを確認できたことを意味する（97％の胎児には問題ない）。

　これは他のコラムでもよく書くのですが、飛行機に乗ると宇宙線に晒されます。国際線の場合、胸部 X 線写真を撮影するのと同じくらいの被曝量とされています。そのため、胸部 X 線写真の撮影を拒否する妊婦が"マタ旅"と称して海外旅行に行くのを見ると「何だかなぁ」と思ってしまいます。

> **まとめ**
> - 胸部X線写真を1枚撮影すると0.06mSvの被曝を受ける
> - CT写真の撮影においても、発がん・胎児にほとんど影響はないとされているため、胸部X線写真の被曝はヒトにとってほとんど健康的な影響はない

📕☞ 40番目の数字のはなしは…

　13と23。さて何の数字でしょう。ウチの近所のスーパーの特売日は15日と25日ですから、違いますね……。ヒントは肺炎球菌。どうだ、わかったかな？

13価と23価

> 40番目の数字のはなし

―― 肺炎球菌ワクチンの種類

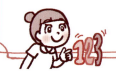

■ 2種類の肺炎球菌ワクチン

ウチの子どもの誕生日は、長男が13日、次男が23日なんです。いや、ほんと、たまたま。

………。

というわけで、肺炎球菌ワクチンの話。

高齢者の肺炎球菌感染症の予防に使われてきた**23価肺炎球菌ワクチンであるニューモバックス®NP**は2014年10月から定期接種化されました。これによって、65歳の高齢者は公費負担でワクチン接種を受けられるようになりました（ただし高齢者の自己負担金額は自治体によって異なる）。

同じ年、これまで小児に用いられてきた**13価肺炎球菌ワクチンであるプレベナー13®**が65歳以上の高齢者にも接種できるようになりました。ただし、2018年11月時点で、プレベナー13®については助成が下りません。

西田敏行さんや加山雄三さんのCMで一気に認知度が広まった肺炎球菌ワクチン。ニューモバックス®NPのことを西田敏行ワクチン、プレベナー13®のことを加山雄三ワクチンなんて呼ぶ人もいます（ウソで

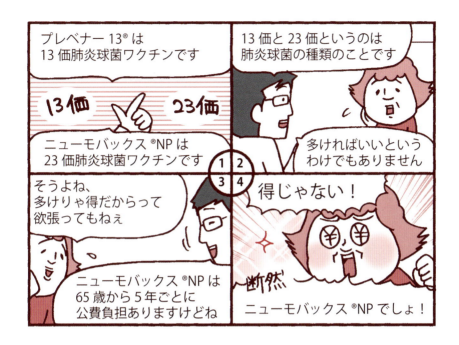

す、そんな人ほとんどいない)。上述したように、成人ではニューモバックス®NPとプレベナー13®のいずれもが接種できます。しかし、どっちをどう使っていいのかよくわからないという人も多いので、ここでまとめておきましょう。

■ 13価と23価の意味

てやんでぃ、そもそも、この13価と23価ってのがよくわからないんでぃ！ という人が多いと思います。「価」というのは、効果が発揮できる肺炎球菌の種類の数のことを表しています。え？ 肺炎球菌って何種類もあるの？ そうなんです！ 実は肺炎球菌というのは、現在までに少なくとも93血清型の存在が知られているのです。へへえ、93価で

すよ。ワクチンに13種類や23種類しか含まれていないのなら、ほとんど効果が期待できないんじゃないかと思われるかもしれません。しかし、肺炎球菌のすべてが同じ頻度でヒトに感染症を起こしているわけではなく、特定の型の肺炎球菌が高率に感染症を引き起こしていることがわかっており、ワクチンはこれをカバーしているのです。

　13価より23価のほうのカバーが広いから、そっちを使おうってなりますよね。しかし小児の場合、23価みたいなたくさんカバーする肺炎球菌ワクチンを打っても、まともな免疫がつきにくいとされています。また、成人でも、==13価と23価を比較しても肺炎球菌感染症を減らす頻度にほとんど差はなく、やみくもにカバーを広げる意味はない==と考えられています※。

※免疫原性（抗原が抗体の産生や細胞性免疫を誘導する性質）については、むしろ13価を支持する研究結果が多い。

　アメリカでは、13価を接種して、その1年後に23価を追加で接種するのがよいと考えられています。13価で重要な免疫をしっかりつけて、その後13価で足りなかった分を23価のブースターで補うことで、重症の肺炎球菌感染症を予防する効果をアップさせようという考えです。

　ごたくはいいから、じゃあどっちのワクチンを使うの！ という結論を聞きたいところですよね。

　結論は、「1円でも安く済ませたいなら、5の倍数の年齢でニューモバックス®NPを5年ごとに打つ」、「お金のことは気にしなくてよいなら、期間を空けて両方打つ、ただし5の倍数の年齢ならニューモバックス®NPから打つ」が合理的な選択になります（図1）。

　肝心の値段ですが、住んでいる地域によって異なるものの、ニューモバックス®NPで助成ありの場合2,500～5,000円くらい、助成なしの

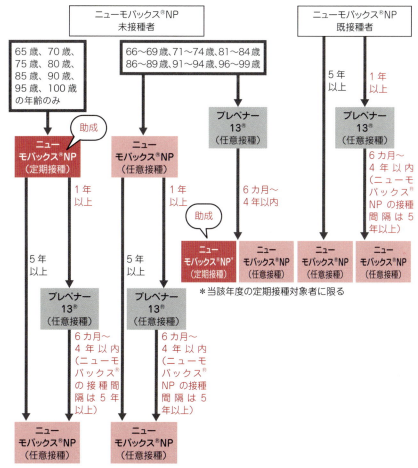

図1 65歳以上の成人に対する肺炎球菌ワクチン接種に関する考え方（文献1より引用一部改変）

場合7,000〜8,000円、プレベナー13®は10,000〜12,000円くらいのイメージです。

> **まとめ**
> - 成人に対する肺炎球菌ワクチンには13価のプレベナー13®と23価のニューモバックス®NPの2種類がある
> - 65歳以上で5の倍数の年齢のときは、公費負担でニューモバックス®NPの定期接種が受けられる
> - 効果を最大限享受したければ、期間を空けて両方のワクチンを接種するのがよい

引用・参考文献
1) 日本呼吸器学会・日本感染症学会 合同委員会. 65歳以上の成人に対する肺炎球菌ワクチン接種に関する考え方（第2版 2017-10-23）. http://www.kansensho.or.jp/guidelines/pdf/o65haienV/o65haienV_171023.pdf

👉 41番めの数字のはなしは…

　胸腔ドレーンで私が挿入するのはもっぱら16Frか20Frなのですが、世の中にはもっと細い胸腔ドレーンが存在するッ！ 10Fr？ 8Fr？ 違う、6Frだ！

6Fr

> 41番目の
> 数字のはなし

― 最細の胸腔ドレーン

■ そもそも「Fr」とは？

　気胸や胸水に対する胸腔ドレナージでは、胸腔ドレーンを挿入します。「太くて痛い」というイメージがありますが、実は太さは結構まちまちです。

　外科手術のあとなどでは、排液をしっかり確保したいため20〜30Frという胸腔ドレーンを入れることがありますが、実は呼吸器内科の分野では細径の胸腔ドレーンがしばしば用いられます。

　さて、もっとも細い胸腔ドレーンはどのくらいかご存じでしょうか。実は、6Frと言われています。これについては後述しますが、まずはFr（フレンチ）の由来を勉強しましょう。

　　　Fr ÷ 3 ＝ mm（管の外径）

という式が成り立ちます。そのため、6Frというのはドレーンの外径が2mmということです。ここで注意したいのは、内径ではなく外径であるという点です。そのため、管の厚みも考慮されての数字になっているんです。穿刺針で使う「ゲージ（G）」とは違い、Frは大きくなるほど太くなっていきます（表1）。

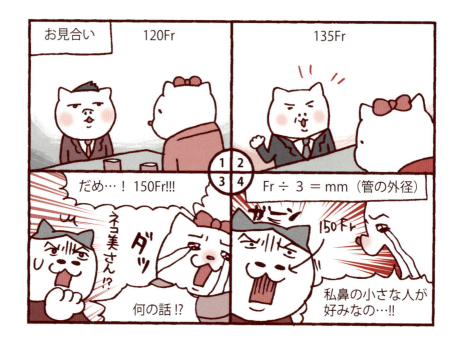

　Frの由来は、フランス料理とは関係ありませんが、19世紀のフランス・パリの医療機器メーカーの人がつくった基準とされています。ちなみにフランスでは「フレンチ」ではなくCharriere（略号はCh）という名前で呼ばれているそうです。何て読むのって？　ええっと……シャリ…、そんなのフランス人に聞きなさい！

　ちなみに穿刺針で使われるゲージ（G）は、「1インチに何本針が並ぶか」ということを表しています。また、カラーコードは2007年から統一されています。静脈留置針だと20Gはピンク、24Gは黄色……というように決まっています。私は黄色が一番好きです！（べ、べべべつに太い点滴ルートをとるのに自信がないわけじゃなくて、患者さんがイタイ思いをしてほしくないからだぞ！）

表1　フレンチと外径の関係

フレンチ（Fr）	外径（mm）
2	0.7
4	1.3
6	2.0
8	2.7
10	3.3
12	4.0
14	4.7
16	5.3
18	6.0
20	6.7

■とはいえ、細すぎてもだめ

　さて、6Frの胸腔ドレーンに話を戻しましょう。6Frの胸腔ドレーンを販売している代表的なメーカーは日本コヴィディエン株式会社で、商品名は「トロッカーアスピレーションキット」といいます。アスピレーションキット、聞いたことありますよね？　通常の胸腔ドレーンと何が違うかというと、必要な物品がキット化されており、いろいろ準備しなくてもすぐに胸腔ドレーンが入れられるのです。このアスピレーションキットには、6Fr、8Fr、12Frの3種類があります。実は心嚢ドレナージをするキットには5Frのカテーテルもあり、他の部位のキットを代用すれば胸腔ドレーンとてどんどん細くできるのですが、実質胸腹部排気排液用のドレーンとして販売されているのは、6Frが最細なのです。

しかし、なんでもかんでも細けりゃいいってもんでもありません。個人的にはあまりにも細いと血餅などの閉塞のリスクがあると思っており、特にドロドロの胸水や膿胸の場合には 10Fr 以下の胸腔ドレーンは使いません。気胸の場合、ドレーンがねじれて閉塞してしまうと、さらなる虚脱を悪化させるというインシデントにつながります。

> **まとめ**
> - 国内で販売されている胸腔ドレーンのうち、6Fr が最細である
> - 細すぎる胸腔ドレーンは、血餅などによる閉塞リスクがあるため注意が必要である

👉 42 番目の数字のはなしは…

一般呼吸器病棟の若手医療従事者にとっては、ちょっぴり苦手な PaO_2/F_IO_2 比。実は計算方法さえちゃんとマスターすれば、ARDS らしいかどうかもわかります。

300mmHg 以下

— ARDS の P/F 比診断基準

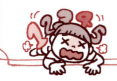

42番目の数字のはなし

■ かんたん P/F 比

　みなさん、ARDS（acute respiratory distress syndrome）はご存じでしょう。急性呼吸窮迫症候群あるいは急性呼吸促迫症候群と呼ばれる、最重症の呼吸器疾患です。ARDS の条件は、いきなり両肺にブワっと陰影が出て酸素化が悪くなるということですが、心不全でもブワっと陰影が出ることがあるので、これを除外しなければいけません。

　酸素化が悪くなる、とは PaO_2/F_IO_2（P/F）比が低下するということです。ちょっと待った、本を閉じないで！ P/F 比の話になると「ムリっす」とそっぽを向いてしまう人が多いのですが、そんなに難しくありません。

　P は PaO_2、動脈血酸素分圧のことです。血ガスをとれば、一発でわかります。酸素化が悪いと PaO_2 はどうなるでしょう？ そう、ガクンと下がりますよね。正常値は 80〜100mmHg ですが、これが 60mmHg 未満になります。SpO_2 に換算すると、90% を切っている状態です。

　F は F_IO_2、吸入酸素濃度のことです。何も酸素を吸っていない状態なら 21%（0.21）です。だって、大気中の酸素って 21% でしょ？ え？ そんなの忘れた？ こらこら、小学校で習ったぞ！ 酸素を吸ってい

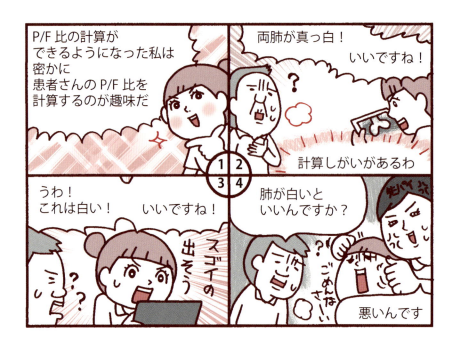

る状態だと、それに見合ったF_IO_2を代入する必要があります。鼻カニューレやマスクをつけた状態のF_IO_2は表1に記した通りです。

　P/F 比は、血ガスで見たPaO_2をそのときのF_IO_2で割った値です。

　たとえば、Aさんが息切れで来院し、鼻カニューレ1L/分（F_IO_2 0.24）で酸素を吸った状態で血ガスをとったらPaO_2が100mmHgだったとしましょう。この場合、Aさんの P/F 比は、

　　　100 / 0.24 ＝ 417（mmHg）

になります。

　一方、Bさんが救急車で搬送され、マスク6L/分（F_IO_2 0.50）で酸素を吸った状態で血ガスをとったらPaO_2が80mmHgだったとしま

表1 酸素吸入デバイスごとの酸素流量と吸入酸素濃度の関係

吸入デバイス	酸素流量（L/分）	吸入酸素濃度（F_iO_2）（%）
鼻カニューラ	1	24%（0.24）
	2	28%（0.28）
	3	32%（0.32）
	4	36%（0.36）
	5	40%（0.40）
	6	44%（0.44）
酸素マスク	5〜6	40%（0.40）
	6〜7	50%（0.50）
	7〜8	60%（0.60）
リザーバー付き鼻カニューラ（オキシマイザー®）	2	30〜32%（0.30〜0.32）
	4	35〜41%（0.35〜0.41）
	6	41.5〜46.5%（0.415〜0.465）
	8	47〜51%（0.47〜0.51）
	10	51〜56%（0.51〜0.56）
	12	57〜60%（0.57〜0.60）
	15	64〜69%（0.64〜0.69）
	20	77.5〜78.8（0.775〜0.788）
リザーバー付き酸素マスク	6	60%（0.60）
	7	70%（0.70）
	8	80%（0.80）
	9	90%（0.90）
	10	99%（0.99）

●42番目の数字のはなし ●**300mmHg以下** ―ARDSのP/F比診断基準

しょう。この場合、Bさんの P/F 比は、

$$80 / 0.50 = 160 \text{（mmHg）}$$

になります。

　低い方が重症ですから、AさんよりBさんのほうが重症ということです。もちろん、数字だけで判断するわけではありませんが、ここでは便宜的に簡単に考えてくださいね。

■ ARDS の診断・評価にはこう使う！

　ARDS には診断基準が定められていて（ベルリン定義、表2）[1]、軽症であっても P/F 比が 300mmHg 以下 であることが条件です。そのため、Bさんの両肺が真っ白になっていたら、ARDS の状態にあるということが言えます。

　厳密には、PEEP・CPAP をかけた状態で P/F 比を計算しなければいけません。PEEP・CPAP は、たとえば非侵襲性陽圧換気（NPPV）や人工呼吸器を装着した状態でかけられますが、酸素カニューレやマスクの状態では PEEP がかかっていませんので、厳密にはベルリン定義にマッチしません。PEEP というのは、簡単に書くと、気道に一定の圧をかけておいて末梢気道まで開きまっせ、という条件を指します。開いた状態にしてもなお、酸素化が悪い「真の ARDS」を拾い上げるためです。

　ただ、PEEP をかけていなくても P/F 比 300mmHg を切っていると ARDS の可能性はありますし、楽観視できない状況であることに変わりはありません。また、両肺が真っ白なのに P/F 比が 301mmHg だったから ARDS じゃない、安心！ とかそんなクリアカットな問題で

表2 ARDSの診断基準（ベルリン定義）

急性発症	明らかな誘因または呼吸器症状の出現または悪化から1週間以内
胸部画像 （単純X線/CT）	両側性陰影（胸水、無気肺、結節のみでは説明できない）
肺水腫の原因	心不全や輸液過量のみでは説明できない（可能なら心エコーなどの客観的評価が必要）

酸素化障害	軽症	200mmHg < P/F比 ≦ 300mmHg（PEEP・CPAP ≧ 5cmH$_2$O）
	中等症	100mmHg < P/F比 ≦ 200mmHg（PEEP ≧ 5cmH$_2$O）
	重症	P/F比 ≦ 100mmHg（PEEP ≧ 5cmH$_2$O）

※P/F比：PaO$_2$/F$_i$O$_2$

はないのです。

　血ガスはドクターがとるので、ナースはその結果を見ないことが多いのですが、「あの患者さんの両肺真っ白だなぁ」と思ったら、電子カルテを開いてちょっと計算してみてください。血ガスのPaO$_2$と、現在適用している酸素療法の条件でF$_i$O$_2$がわかれば、割り算をするだけです。「P/F比150mmHgかぁ、あちゃー、結構悪いなぁ」などの評価ができるようになります。また、回復期にはP/F比は改善していきますので、それを観察していくのも興味深いですよ。

> **まとめ**
> ●ベルリン定義では、ARDSの条件としてP/F比300mmHg以下が提唱されている
> ●両肺が真っ白になっている患者さんでは、P/F比を計算してみよう

引用・参考文献
1) ARDS Definition Task Force. Acute respiratory distress syndrome: the Berlin Definition. JAMA. 307 (23), 2012, 2526-33.

👉 43番目の数字のはなしは…

百日咳ってどのくらい咳が続くか知っていますか？ おいおい、誰でもわかりますよ、せーのっ！「100日！」チッチッチ……そんな問題を私が出すと思うのかい？

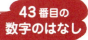

30〜60日

― 成人百日咳の咳嗽期間

■ 知られざる百日咳

さて問題です！ 咳が100日も続く呼吸器感染症ってなぁんだ？

「百日咳！」

ブブー、残念でしたー。というわけで、百日咳の咳嗽期間について。百日咳というのは、意外に感染症であることを知らない人が多い。一般の人に聞くと、たぶん半数以上の人が百日咳菌（*Bordetella pertussis*）が原因だと知らないでしょう。喘息の最重症型のことだと勘違いしていたり、ウイルス感染症だと思い違いをしたりしています。

百日咳は、乳幼児が罹患するとこわい感染症です。ものすごい咳で発症し、ひどい場合死亡するリスクもあります。そのため、国内では混合ワクチンの中に百日咳が含まれているのです。子どもさんがいる読者は、ワクチンを接種させたことがあるのでイメージしやすいでしょう。ワクチンのない発展途上国では、多くの子どもが百日咳で命を落としています。

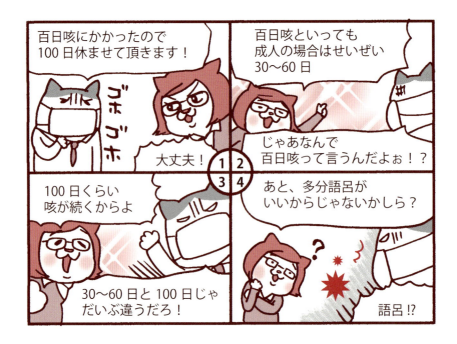

■ **100日続くから百日咳、ではない…？**

さて、百日咳という名前はなぜ百日咳というのでしょう。その名の通り、100日くらい咳が続く病気として認知されてきたからです。実際、Wikipediaにも「この病気は回復までに約3カ月を要し」と書かれています。長めにとると、100日くらいですね。

しかし、実際の文献をひもとくと、特に成人例ではそこまで長くないことがわかります。複数の文献の咳嗽期間中央値を列挙すると、54日[1]、56日[2]、57日[※3]、24日[4]、30日[5]、34日[6]……といった感じです。30〜60日くらいと考えてよさそうですね。

※クラリスロマイシンの投与が遅れた、ワーストシナリオの場合でもせいぜいこのくらい。

報告される年によって変動はありますが、日本では多くが15歳以上の百日咳とされています。そのため、成人を診療する呼吸器内科の医療従事者は、「さすがに100日も咳が続くことはまれだ」と覚えておいてよいかもしれません。

　ただし、小児、特に新生児では本当に100日間続くこともあるので[7]、成人とは別物として扱う必要があります。そのため、小児科医にとっては「百日咳」でもいいのかな、と思います。

> **まとめ**
> - 成人百日咳は100日も続かない、せいぜい30～60日である
> - 新生児百日咳は100日続くこともある

引用・参考文献
1) Postels-Multani, S. et al. Symptoms and complications of pertussis in adults. Infection. 23 (3), 1995, 139-42.
2) Senzilet, LD. et al. Pertussis is a frequent cause of prolonged cough illness in adults and adolescents. Clin Infect Dis. 32 (12), 2001, 1691-7.
3) Miyashita, N. et al. Outbreak of pertussis in a university laboratory. Intern Med. 50 (8), 2011, 879-85.
4) Lasserre, A. et al. Pertussis incidence among adolescents and adults surveyed in general practices in the Paris area, France, May 2008 to March 2009. Euro Surveill. 16 (5), 2011, pii : 19783.
5) Park, S. et al. A Multicenter Study of Pertussis Infection in Adults with Coughing in Korea: PCR-Based Study. Tuberc Respir Dis (Seoul). 73 (5), 2012, 266-72.
6) Siriyakorn, N/ et al. Adult pertussis is unrecognized public health problem in Thailand. BMC Infect Dis. 16, 2016, 25.
7) Wang, K. et al. Pertussis-induced cough. Pulm Pharmacol Ther. 24 (3), 2011, 304-7.

👉 44番目の数字のはなしは…

　気管支鏡のあと、私たち呼吸器内科医が気にするのは気胸の合併です。さてどのくらいの確率で気胸が起こるか、ご存じでしょうか。え？ 50%？ それは多すぎるわ！

1%

― 気管支鏡による気胸合併率

■ 誰でも一度は経験する…

　気管支鏡後、私たち呼吸器内科医は絶対に確認しないと気が済まないことがあります。それが胸部X線写真の確認です。この理由は、気胸を合併していたらイヤだからです。気管支鏡で病変を採取すると、正常肺組織が引っ張られて臓側胸膜に穴があき、気胸になってしまうことがまれにあります。私の知る限り、呼吸器内科医で気管支鏡後に気胸を起こしたことがないという医師には出会ったことがありません。まぁ、若手で呼吸器内科医になったばかりの人はまだ経験していないかもしれませんが……。

　気管支鏡後の気胸の合併頻度は、およそ1％と考えられます[1~5]。実は報告によって頻度がバラバラなのでちょっとアテにならない数字なのですが[6]、日本の実臨床ベースの合併症頻度を報告したものでは0.67％に気胸を合併するとされています[5]。およそ150人に1人、多く見積っても100人に1人くらいは合併する可能性があるということです。そのため、私は「気管支鏡による気胸の頻度は1％程度、100人に1人は起こりうる合併症である」と説明しています。

　私も何を隠そう、過去に気胸をつくってしまった経験が何回かありま

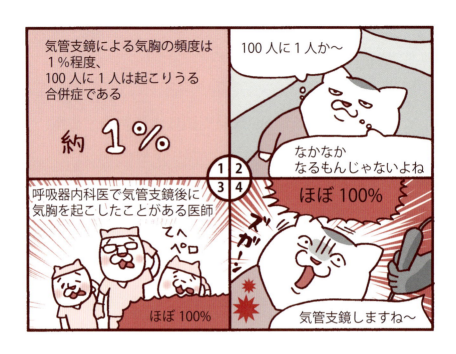

す。最初に気胸を合併させてしまったのは、後期研修医2年目の頃でした。胸膜直下の小さな病変を狙って経気管支的肺生検を行ったので、気胸をつくっていないかなぁと心配していました。胸部X線写真データがなかなか上がってこないので更新ボタンを連打していたのですが、心配は現実のものとなりました。気胸を合併した患者さんは「事前に説明してもらっていたから、大丈夫だよ」と優しくおっしゃってくださいました。

■気胸を起こしてしまったら？

　気管支鏡による気胸は、胸腔ドレナージが必要なほど虚脱することはほとんどありません。経過観察でよくなることがほとんどです。ただ、

気管支鏡後に気胸がある状態で、自宅で過ごしてもらうのはこちらとしても勇気が要りますので、可能な限り入院をお願いすべきです。胸腔ドレナージが必要なのは、虚脱率が大きい場合や虚脱が進行するケースですが、穴そのものはものすごく小さいことが多いので、一時的な穿刺吸引（脱気）だけで治ることもあります。

> **まとめ**
> - 気管支鏡後に気胸を合併する頻度は1％程度と見積もっておく
> - 気管支鏡に気胸を起こしたとしても、胸腔ドレナージを要することは多くない

引用・参考文献
1) Stather, DR. et al. Trainee impact on procedural complications: an analysis of 967 consecutive flexible bronchoscopy procedures in an interventional pulmonology practice. Respiration. 85 (5), 2013, 422-8.
2) Tukey, MH. et al. Population-based estimates of transbronchial lung biopsy utilization and complications. Respir Med. 106 (11), 2012, 1559-65.
3) Colt, HG. et al. Hospital charges attributable to bronchoscopy-related complications in outpatients. Respiration. 68 (1), 2001, 67-72.
4) Sinha, S. et al. Bronchoscopy in adults at a tertiary care centre: indications and complications. J Indian Med Assoc. 102 (3), 2004, 152-4, 156.
5) Asano, F. et al. Deaths and complications associated with respiratory endoscopy: a survey by the Japan Society for Respiratory Endoscopy in 2010. Respirology. 17 (3), 2012, 478-85.
6) Leiten, EO. et al. Complications and discomfort of bronchoscopy: a systematic review. Eur Clin Respir J. 3, 2016, 33324.

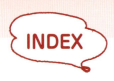

INDEX

A-Z

ALK 阻害薬	92
ARDS	159
BAL	35
CO_2 ナルコーシス	105
CPAP	144
DPI	58
EGFR チロシンキナーゼ阻害薬	88
Fr	155
IPF	50
LAM	125
P/F 比	159
pMDI	58
SAS	142

あ

アスベスト	128
アプノモニター	143
石綿	128
──健診	139
Ⅰ型呼吸不全	105
1 秒率	27
医療・介護関連肺炎	24
院内肺炎	23
ウィーズ	11
運動耐容能	77

か

隔離入院	85

環境禁煙	132
間質性肺炎	49
気管支拡張症	25
気管支鏡	169
気管支サーモプラスティ	96
気管支喘息	96
気管支肺胞洗浄	35
気管の分岐角度	119
気管分岐下リンパ節	121
気胸	169
喫煙率	115
気道可逆性検査	73
急性呼吸窮迫症候群	159
吸入酸素濃度	159
胸腔ドレーン	155
胸水	100
胸部異常陰影	108
クスマウルの大呼吸	104
クラックル	11
結核菌	83
結節	108
拘束性換気障害	30
誤嚥性肺炎	119
呼吸回数	102
呼吸機能検査	27
呼吸様式	104

さ

在宅酸素療法	63

市中肺炎	23		パルスオキシメーター	21
シャムロスサイン	8		ピークフロー値	70
修正 Borg スケール	78		被曝量リスク	146
受動喫煙	131		百日咳	165
人工呼吸器関連肺炎	25		ブリンクマン指数	67
深部静脈血栓症	138		分子標的治療	94
睡眠時無呼吸症候群	142		閉塞性換気障害	29
喘息	73		閉塞性睡眠時無呼吸	142
			ベルリン定義	162
た			蜂巣肺	50
動脈血液ガス分析	19		ポリソムノグラフィ	143
動脈血酸素分圧	159			
特発性間質性肺炎	49		**ま**	
			慢性咳嗽	15
な			慢性血栓塞栓性肺高血圧症	137
Ⅱ型呼吸不全	105		慢性呼吸不全	106
			慢性閉塞性肺疾患	31
は				
肺炎球菌ワクチン	150		**ら**	
肺動脈圧	135		緑膿菌	25
肺動脈性肺高血圧症	136		6 分間歩行試験	77
ばち指	7			

● 著者略歴

倉原 優（くらはら ゆう）

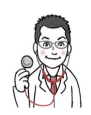

　国立病院機構近畿中央呼吸器センター内科医師。2006年滋賀医科大学卒業。洛和会音羽病院を経て2008年より現職。日本呼吸器学会呼吸器専門医・指導医、日本感染症学会感染症専門医、日本内科学会総合内科専門医・指導医、インフェクションコントロールドクター。人気ブログ「呼吸器内科医」(https://pulmonary.exblog.jp/)の管理人としても知られ、海外文献の和訳やエッセイなどを多数執筆。

　自身が得た知識をできるだけたくさんの人にシェアし、それが回り回って患者さんの幸せにつながればいいなと思っています。小さい頃から夢見ていたお医者さんになることができ、支えてくれたすべての人に感謝する毎日です。

〈著書〉

「ねころんで読める呼吸のすべて」「ねころんで読める呼吸のすべて2」(メディカ出版)、「『寄り道』呼吸器診療」「ポケット呼吸器診療」(シーニュ)、「呼吸器の薬の考え方、使い方 ver.2」「咳のみかた、考えかた」「本当にあった医学論文」「本当にあった医学論文 2」「本当にあった医学論文 3」(中外医学社)、「呼吸器診療 ここが『分かれ道』」「COPDの教科書」(医学書院)、「気管支喘息バイブル」(日本医事新報社)、「非呼吸器科医へささげる 呼吸器診療に恐怖を感じなくなる本」「ナースのための世界一わかりやすい呼吸器診断学」(金芳堂) など。

本書は小社刊行の専門誌『呼吸器ケア』2016年1号〜2018年12号に掲載の連載「明日誰かに話したくなる Dr. 倉原の5分間呼吸器学」に大幅な加筆修正を行い、書き下ろしを加えて書籍化したものです。

Dr. 倉原の 呼吸にまつわる数字のはなし
—ナース・研修医のための

2019年2月1日発行　第1版第1刷

著　者　倉原 優
発行者　長谷川 素美
発行所　株式会社メディカ出版
　　　　〒532-8588
　　　　大阪市淀川区宮原3-4-30
　　　　ニッセイ新大阪ビル16F
　　　　https://www.medica.co.jp/
編集担当　山川賢治
装　幀　くとうてん
イラスト　藤井昌子
組　版　株式会社明昌堂
印刷・製本　株式会社シナノ パブリッシング プレス

© Yu KURAHARA, 2019

本書の複製権・翻訳権・翻案権・上映権・譲渡権・公衆送信権（送信可能化権を含む）は、(株)メディカ出版が保有します。

ISBN978-4-8404-6852-7　　Printed and bound in Japan

当社出版物に関する各種お問い合わせ先（受付時間：平日9：00〜17：00）
●編集内容については、編集局 06-6398-5048
●ご注文・不良品（乱丁・落丁）については、お客様センター 0120-276-591
●付属の CD-ROM、DVD、ダウンロードの動作不具合などについては、
　デジタル助っ人サービス 0120-276-592